Daniel Illy

Ratgeber Bipolare Störungen

AF726809

Für Elisa

Daniel Illy

Ratgeber Bipolare Störungen

Hilfe für den Alltag

2. Auflage

Mit Illustrationen von Elisabeth Deim

ELSEVIER

Elsevier GmbH, Hackerbrücke 6, 80335 München, Deutschland
Wir freuen uns über Ihr Feedback und Ihre Anregungen an kundendienst@elsevier.com

ISBN Print 978-3-437-22982-4
ISBN e-Book 978-3-437-06028-1

Alle Rechte vorbehalten
2. Auflage 2021

Wichtiger Hinweis für den Benutzer
Die medizinischen Wissenschaften unterliegen einem sehr schnellen Wissenszuwachs. Der stetige Wandel von Methoden, Wirkstoffen und Erkenntnissen ist allen an diesem Werk Beteiligten bewusst. Sowohl der Verlag als auch die Autorinnen und Autoren und alle, die an der Entstehung dieses Werkes beteiligt waren, haben große Sorgfalt darauf verwandt, dass die Angaben zu Methoden, Anweisungen, Produkten, Anwendungen oder Konzepten dem aktuellen Wissenstand zum Zeitpunkt der Fertigstellung des Werkes entsprechen.
Der Verlag kann jedoch keine Gewähr für Angaben zu Dosierung und Applikationsformen übernehmen. Es sollte stets eine unabhängige und sorgfältige Überprüfung von Diagnosen und Arzneimitteldosierungen sowie möglicher Kontraindikationen erfolgen. Jede Dosierung oder Applikation liegt in der Verantwortung der Anwenderin oder des Anwenders. Die Elsevier GmbH, die Autorinnen und Autoren und alle, die an der Entstehung des Werkes mitgewirkt haben, können keinerlei Haftung in Bezug auf jegliche Verletzung und/oder Schäden an Personen oder Eigentum, im Rahmen von Produkthaftung, Fahrlässigkeit oder anderweitig übernehmen.

Bibliografische Information der Deutschen Nationalbibliothek
Die Deutsche Nationalbibliothek verzeichnet diese Publikation in der Deutschen Nationalbibliografie; detaillierte bibliografische Daten sind im Internet über http://www.d-nb.de/ abrufbar.

25 26 27 28 6 5 4 3

Für Copyright in Bezug auf das verwendete Bildmaterial siehe Abbildungsnachweis.

Das Werk einschließlich aller seiner Teile ist urheberrechtlich geschützt. Jede Verwertung außerhalb der engen Grenzen des Urheberrechtsgesetzes ist ohne Zustimmung des Verlages unzulässig und strafbar. Das gilt insbesondere für Vervielfältigungen, Übersetzungen, Mikroverfilmungen und die Einspeicherung und Verarbeitung in elektronischen Systemen.

In ihren Veröffentlichungen verfolgt die Elsevier GmbH das Ziel, genderneutrale Formulierungen für Personengruppen zu verwenden. Um jedoch den Textfluss nicht zu stören sowie die gestalterische Freiheit nicht einzuschränken, wurden bisweilen Kompromisse eingegangen. Selbstverständlich sind **immer alle Geschlechter** gemeint.

Planung und Lektorat: Ursula Jahn
Redaktion: Isabella de la Rosée, Höhenkirchen-Siegertsbrunn
Bildredaktion: Niklas Borck, München
Lektorat und Herstellung: Cornelia von Saint Paul
Satz: abavo GmbH, Buchloe/Deutschland; TnQ, Chennai/Indien
Druck und Bindung: Rodona Industria Gráfica, S.L., Pamplona/Spanien
Fotos/Zeichnungen: Elisabeth Deim, Dresden, und Stefan Dangl, München
Umschlaggestaltung: SpieszDesign, Neu-Ulm
Titelfotografie: Fotolia

Aktuelle Informationen finden Sie im Internet unter **www.elsevier.de**

Vorwort zur 2. Auflage

Etwas mehr als vier Jahre nach dem Erscheinen der ersten Auflage darf ich Ihnen an dieser Stelle die aktualisierte zweite Auflage vorstellen. Das erfüllt mich mit Stolz, schafft es dieses Buch doch als Erstes der mittlerweile kleinen Reihe von Ratgebern in eine zweite Auflage. Neben den vielen positiven Rückmeldungen zu diesem Ratgeber und der für viele Leserinnen und Leser scheinbar nützlichen Hilfestellung im Alltag hoffe ich doch auch einen kleinen Teil dazu beigetragen zu haben, dass das Thema „Bipolare Störungen" für einige greifbarer und transparenter geworden ist.

Ohne Zweifel ist die bipolare Erkrankung zunehmend in der Gesellschaft angekommen. Bücher, Filme und Serien haben sich in den letzten Jahren vermehrt des Themas angenommen; einige Betroffene berichteten mir, zunehmend weniger unter einer gesellschaftlichen Stigmatisierung zu leiden. Das ist in meinen Augen die mit Abstand wichtigste Neuigkeit. Die wert- und vorurteilsfreie Begegnung mit der Erkrankung schafft die wichtigste Grundlage ihrer Behandlung.

Auch diese zweite Auflage soll ihren kleinen, aber hoffentlich nicht unbedeutenden Teil dazu beitragen. Wir haben den Text dazu komplett durchgesehen, aktualisiert und ergänzt. Hoffentlich ist er neuen Leserinnen und Lesern ebenso hilfreich wie die erste Auflage.

Am Schluss lohnt der Blick in Richtung Zukunft: Welche Entwicklungen zeichnen sich bereits am Horizont ab? Die Aufnahme der Bipolar-II-Störung in das kommende Klassifikationssystem ICD-11 und die gegenwärtige Entwicklung neuer Behandlungsmöglichkeiten sind dabei zuerst zu nennen. In jedem Fall genug für eine hoffentlich dann notwendige dritte Auflage. Bis dahin möchte ich mich herzlichst für Ihre Unterstützung und schon jetzt für Rückmeldungen bedanken. Vielen Dank!

Berlin, im Winter 2020
Dr. med. Daniel Illy

Vorwort zur 1. Auflage

Dieser Ratgeber zum Thema Bipolare Störung erscheint im zeitlichen Kontext der anderen bislang von mir verfassten Bücher in dieser Reihe. Durch die vielen positiven Rückmeldungen bestätigt, setzte ich mich nach der Fertigstellung der Ratgeber über Depressionen und Angsterkrankungen an Folgeprojekte, von denen Sie nun eines in den Händen halten.

Die Bipolare Störung ist eine Erkrankung der Extreme. Zwei entgegengesetzte Pole, Manie auf der einen und Depression auf der anderen Seite, wechseln sich ab und sorgen damit für ein buntes Bild an Symptomen. Darunter leiden natürlich vor allem die Patienten selbst. Sie müssen mit diesen beiden völlig gegensätzlichen Phasen ihrer Erkrankung klarkommen. In der Manie schlafen sie nicht mehr, geben ihr gesamtes Geld für unsinnige Dinge aus, riskieren ihre Partnerschaft, ihre Freundschaften und manchmal auch ihr Leben, um dann in der tiefen Depression jeglichen Lebensmut zu verlieren und nicht selten vor einem Scherbenhaufen zu stehen, der ihnen gelegentlich auch dann noch Schwierigkeiten macht, wenn ihre Stimmung längst wieder im gesunden Bereich liegt. Logisch, dass eine solche Erkrankung viele Fragen aufwirft. Es sind häufig die bipolaren Patienten, die alles über ihre Erkrankung wissen und die Techniken erlernen wollen, um diese Extreme in den Griff zu bekommen.

Die Psychotherapie mit bipolaren Patienten spiegelt diese Extreme wider. Als Arzt und Therapeut geht man meist auf eine turbulente Achterbahnfahrt mit dem Betroffenen. Man meistert gemeinsam Höhen und Tiefen, bipolare Patienten bleiben einem im Gedächtnis. Ich erinnere mich noch sehr gut an meine ersten Berührungspunkte mit dieser Erkrankung. Schwer depressive Patienten, die man am Vortag nur mit großer Mühe aus dem Bett bewegen konnte, verändern sich über Nacht und begrüßen einen am nächsten Morgen freudestrahlend damit, dass sie nun die Weltformel entdeckt hätten und jetzt wirklich Wichtigeres zu tun hätten, als im Krankenhaus zu bleiben. Das ist spannend und herausfordernd zugleich. Als Therapeut lernt man diese beiden Zustände in einer Person wahrzunehmen und dem Betroffenen mithilfe von einfach anzuwendenden verhaltenstherapeutischen Techniken zu helfen. Denn auch wenn in der Manie meist keine Einsicht vorliegt, ein Problem zu haben, die anschließende Depression lässt in der Regel nicht lange auf sich warten. Ich erlebe bipolare Patienten als eine sehr wissbegierige und motivierte Patientengruppe, die psychotherapeutische Arbeit mit ihnen fordert und erfüllt mich. Es versteht sich von selbst, dass es mir deshalb auch eine große Freude war, die Inhalte meiner Psychotherapie mit bipolaren Patienten niederzuschreiben. Das Buch gliedert sich dabei in einen informativen und einen therapeutischen Teil und entspricht im Wesentlichen den Inhalten, die ich auch in den Psychotherapiestunden mit meinen Patienten durcharbeite.

Die Psychotherapie ist mit Sicherheit die wichtigste Säule im Behandlungskonzept einer Bipolaren Störung, doch da ist noch mehr: Die häufig notwendige medikamentöse Behandlung einer Bipolaren Störung ist nicht selten eine echte Herausforderung für den behandelnden Arzt. In den zurückliegenden Jahren meiner beruflichen Tätigkeit habe ich umfangreiche Erfahrungen sammeln können und mich nun bemüht, in den entsprechenden Kapiteln dieses Buches eine umfassende Übersicht der medikamentösen Behandlungsoptionen aufzuzeigen. Dies vor dem Hintergrund, dass es als Patient sehr wichtig ist, mit dem behandelnden Arzt auf Augenhöhe über die generelle Indikation sowie Vor- und Nachteile einer Medikation sprechen zu können. Ich hoffe sehr, dass auch Ihnen dieses Wissen zugutekommt.

Damit haben wir noch immer nicht alle Aspekte der Bipolaren Störung hinreichend beachtet. Nicht nur Patient und Therapeut durchleiden Höhen und Tiefen, auch die Angehörigen begeben sich auf eine mehr oder weniger heftige Achterbahnfahrt – je nach Schwere der Symptomatik. Letztlich war es auch die Arbeit mit Angehörigen, beispielsweise in entsprechenden Gruppen, die mich dazu bewogen hat, diesen Ratgeber zu schreiben. Sie stehen häufig mit unbeantworteten Fragen da, verstehen die Welt nicht mehr und wollen eine Erklärung dafür, was bei ihrem Partner, dem Bruder, der Schwester oder dem Sohn gerade passiert. Dieses Buch richtet sich daher auch an Angehörige und nicht betroffene Laien.

Letztere wurden vielleicht aufgrund der Tatsache, dass die Bipolare Störung zunehmend in aller Munde ist, auf dieses Buch aufmerksam. In den letzten Jahren wurde das Thema immer öfter in Filmen und der Literatur aufgegriffen, beim Blick auf die USA entstand gar der Eindruck, die Bipolare Störung sei eine Modediagnose geworden. Künstlern und kreativen Menschen lieferte die Erkrankung plötzlich eine Erklärung für ihre Art der Lebensgestaltung. Diese Entwicklung hat Vor- und Nachteile. Ich halte nicht viel von Modediagnosen und doch muss man sagen, dass die Bipolare Störung, insbesondere die leichtere Ausprägungsform, meist nicht erkannt und als reine Depression fehlgedeutet wird. Selbst die schwere Verlaufsform wird gelegentlich nicht richtig diagnostiziert und zum Beispiel aufgrund von psychotischen Symptomen fälschlicherweise als Psychose abgetan. Aus meiner Sicht ist deshalb noch viel Aufklärungsarbeit zu leisten, um den Patienten die richtige Behandlung zukommen lassen zu können. Wir haben erst vor einigen Jahren damit begonnen, in der Öffentlichkeit über Depressionen zu sprechen. Es wäre schön, bei den betreffenden bipolaren Patienten auch die andere Seite der Medaille zu beachten und darüber sprechen zu können.

Ich würde dazu gerne meinen Beitrag leisten und mit dem vorliegenden Ratgeber aufklären, informieren und helfen. Das Ergebnis scheint mir dabei sehr nahe an dem zu sein, was ich in den Psychotherapiestunden mit meinen Patienten erarbeite. Möglich wurde dies natürlich nur dank der großartigen Unterstützung, die ich dabei hatte. Mein Dank geht vorab an den Elsevier-Verlag für die abermals hervorragende Betreuung und kompetente Umsetzung des Projekts. Ich möchte insbesondere Frau Jahn, Frau von Saint Paul und Herrn Kraft danken. Ohne die Illustrationen von Frau Deim wäre dieser Ratgeber lange nicht so anschaulich geworden, ich freue mich sehr, dass sie auch für dieses Projekt zu begeistern war und aus meinen Ideen so viel herausgeholt hat.

Dass ich innerhalb dieser kurzen Zeit eine kleine Reihe von Ratgebern schreiben durfte, ist ein großes Geschenk. An dieser Stelle möchte ich mich deshalb recht herzlich bei allen Lesern bedanken. Ihr Interesse an dieser Art von Büchern und Ihre Rückmeldungen dazu haben mich erneut an den Schreibtisch getrieben.

Ich hoffe es wird für Sie, liebe Leserin und lieber Leser, ein wertvoller Ratgeber auf dem Weg, die Bipolare Störung zu bezwingen. Das jedenfalls wäre für mich der größte Nutzen, den meine Arbeit haben kann.

Dr. med. Daniel Illy
Berlin, im Herbst 2016

Zum Autor

Dr. med. Daniel Illy (geboren 1985 in Frankfurt am Main) ist Facharzt für Psychiatrie und Psychotherapie und Facharzt für Kinder- und Jugendpsychiatrie. Er arbeitet als Leitender Oberarzt in der Nähe von Berlin. Im Rahmen seiner beruflichen Tätigkeit und psychotherapeutischen Ausbildung hatte er die Möglichkeit, mit vielen an Bipolarer Störung erkrankten Patienten zu arbeiten. Aus dieser Arbeit und der Leidenschaft am Schreiben entstand der folgende Ratgeber. Dr. med. Daniel Illy hat in dieser Reihe bereits mehrere erfolgreiche Ratgeber geschrieben.

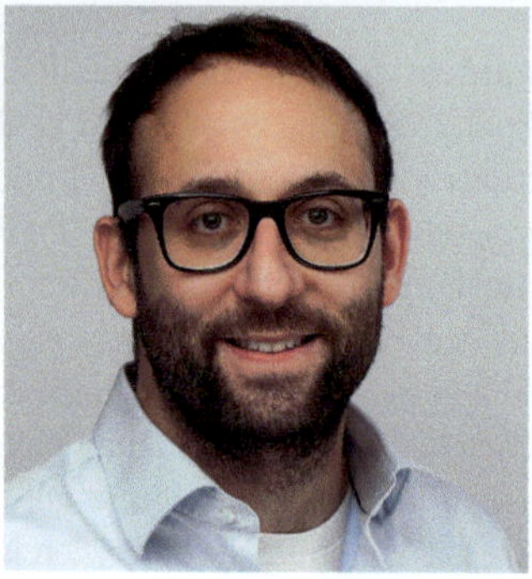

Inhaltsverzeichnis

Abbildungsverzeichnis

Abbildungen 1, 2, 3, 5–13, 6–13, 20–27	Elisabeth Deim, Dresden
Abbildungen 4, 14–19	Stefan Dangl, München
Abbildung 28	Dr. med. Daniel Illy, Berlin

KAPITEL

1 Eine Einführung

Zwei Pole: Manie und Depression

Die Bipolare Störung ist eine psychische Erkrankung, bei der das Gefühlsleben der Patienten beeinflusst ist. Kennzeichnend sind sich abwechselnde Phasen von **„Hochs" und „Tiefs"**, von Manie und Depression. Das Schwanken zwischen diesen beiden Extremen gab der Erkrankung den Namen: bipolar bedeutet zweipolig. So wie Nord- und Südpol der Erde einander gegenüberliegen (➤ Abb. 1), so liegen sich Manie und Depression gegenüber. Die Erkrankung wurde früher auch als manisch-depressive Erkrankung bezeichnet, heutzutage verwendet man fast ausschließlich die Bezeichnung Bipolare Störung.

Erkrankung der Extreme

Die Bipolare Störung ist eine **Erkrankung der Extreme**: Mal befindet sich der Betroffene in tiefster Depression. Er ist traurig, kann keine Freude mehr empfinden und hat keine Energie mehr. Dann wieder befindet sich der Betroffene in der Manie. Zu diesen Zeitpunkten ist seine Stimmung stark euphorisch, er kann sich kaum kontrollieren und platzt vor Energie. Die Erkrankung tritt phasenweise auf. Zwischen den einzelnen Episoden kommt der Betroffene meist etwas zur Ruhe, bleibt jedoch, je nach Schwere der Erkrankung, mehr oder wenig beeinträchtigt. Verschiedene Alltagssituationen und Stressoren können die Erkrankung wieder akut auftreten lassen. Manche Phasen entstehen auch ohne ersichtlichen Auslöser. Es gibt Verläufe mit regelmäßig wiederkehrenden schweren Episoden von Manie und Depression und solche mit schwächeren Episoden. Auch die Dauer der einzelnen Phasen unterscheidet sich von Patient zu Patient. Die Erkrankung begleitet Betroffene meist ein Leben lang.

Verlust der Alltagsfähigkeit

Aufgrund der beiden Pole der Erkrankung gibt es zwei wesentliche Berührungspunkte mit dem psychiatrischen Hilfesystem. Unter den **Depressionen** leiden die Patienten meist sehr. Ein schwer depressiver Mensch kann nicht mehr arbeiten, er ist nicht einmal mehr in der Lage, aus dem Bett aufzustehen und sich etwas zu essen zu machen. Depressionen sind heutzutage ein großes Thema. Ob als eigenständiges Erkrankungsbild oder im Rahmen einer bipolaren Erkrankung. Als Arzt in einer psychiatrischen Klinik habe ich täglich mit vielen depressiven Menschen zu tun. Sie kommen in die Klinik, weil sie ihren Alltag nicht mehr allein bewältigen können. Der Hauptgrund für den Beginn einer Behandlung ist der **Verlust der Alltagsfähigkeit**. Geld verdienen, Partnerschaft, Familie, Freundeskreis, das alles sind von der Gesellschaft definierte Alltagsvariablen. Ist man nicht mehr fähig, diesen Variablen ausreichend nachzukommen, verliert man seine Alltagsfähigkeit. Man fällt aus dem Raster und fühlt sich nicht mehr als vollwertiger Mensch.

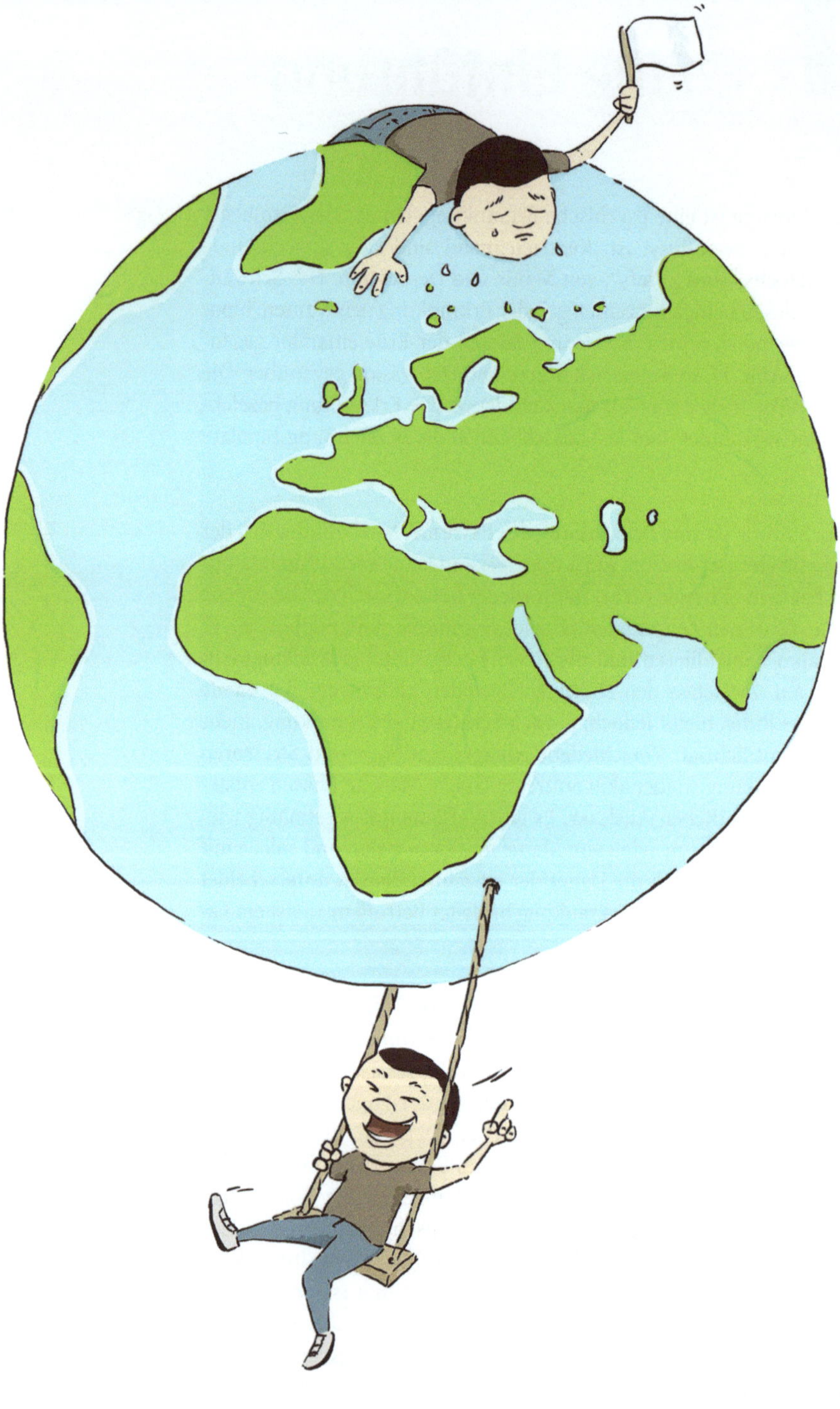

Abb. 1 Krankheit zwischen zwei Polen

Ein depressiver Patient ist auf allen Ebenen seines Gefühlslebens beeinträchtigt. Er denkt, fühlt und handelt depressiv und fördert damit die Depression. Ein Teufelskreis entsteht. Eine Psychotherapie setzt an diesem Kernproblem an und schützt langfristig vor den „Tiefs". Im Unterschied zur „normalen" Depression ist damit beim bipolaren Patienten aber erst die eine Hälfte der Erkrankung beachtet.

… Manien führen zur Behandlung

In der **Manie** wird sich fast kein bipolarer Patient freiwillig in der Klinik vorstellen. Er schäumt über vor Freude und Energie. Das Gefühl, eine Erkrankung zu haben, besteht nicht. Dieser Zustand kann sich auch in einer starken Gereiztheit und vermehrten Konflikten mit Mitmenschen äußern. An dieser Stelle gibt es dann häufig Berührungspunkte mit dem psychiatrischen Hilfesystem. Patienten kommen etwa, weil sie sich und andere gefährden, gegen ihren Willen in die Klinik. Häufig steht zunächst eine medikamentöse Behandlung im Vordergrund. Im Verlauf muss die Manie ebenfalls psychotherapeutisch bearbeitet werden. Der Betroffene kann lernen, seine Stimmung zu kontrollieren und beim Erkennen von Frühwarnzeichen entsprechende Gegenmaßnahmen einleiten. Hierbei hilft eine oft notwendige medikamentöse Behandlung.

Konzept dieses Buches

Eine Psychotherapie bei Bipolarer Störung kann also beide Pole der Erkrankung positiv beeinflussen und erreicht damit eine Stabilisierung des Gefühlslebens des Patienten. Auch dieser Ratgeber soll **über Veränderung zu mehr Stabilität** führen. Dazu wurde der Schwerpunkt auf ein typisches verhaltenstherapeutisches Behandlungsschema zur Therapie Bipolarer Störungen gelegt. In jedem Kapitel findet sich eine kurze Aufgabe zum Vertiefen des Kapitels. Diese ist im Übrigen nicht nur für Betroffene und deren Angehörigen interessant. Wir alle kennen Stimmungsschwankungen und Traurigkeit und können lernen, diese ebenfalls positiv zu beeinflussen. Betroffenen hingegen soll **ein therapeutischer Wegweiser** an die Hand gegeben werden, **der Information übermittelt und Veränderung bewirkt**. Als Therapeut vermeidet man es, Ratschläge zu geben. Der Patient soll den für sich passenden Lösungsweg selbst finden, ansonsten ist die Therapie wirkungslos. Daher versteht sich dieses Buch auch nicht als klassischer Ratgeber. Es kann und soll auch keine intensive Psychotherapie ersetzen. Ich versuche, mit diesem Buch einen Mittelweg zu gehen. Erprobte wissenschaftliche Therapien sollen im Alltag angewendet werden. Das Buch ist deshalb in 30 kurze Kapitel gegliedert. Auf diese Weise kann ein Kapitel am Tag gelesen und bearbeitet und der Inhalt umgesetzt werden. Auf eine allzu wissenschaftliche Darstellung wurde zugunsten der Alltagstauglichkeit, wo möglich, ganz bewusst verzichtet. Vielmehr stützt sich das Buch zu großen Teilen auf meine persönlichen Erfahrungen bei der Behandlung dieser Erkrankung. Am Ende soll der Leser einen vollständigen Überblick über das Thema gewinnen. Außerdem soll das Buch, sofern notwendig, den Anstoß dazu geben, sich professionelle Hilfe unter ärztlicher bzw. therapeutischer Leitung zu suchen. Zur besseren Lesbarkeit wurde bewusst auf die Nennung beider Geschlechter verzichtet. Ein Therapeut ist in diesem Buch daher auch immer eine Therapeutin und eine Patientin kann auch ein Patient sein.

Nach der Lektüre werden Sie Bipolare Störungen mit anderen Augen sehen und bestenfalls einen wichtigen Schritt in Richtung psychischer Gesundheit und Stabilität gemacht haben. Einem Großteil meiner Patienten, ohne die dieses Buch nicht möglich wäre und denen vorab mein größter Dank gilt, ist dies gelungen.

NUN SIND SIE GEFRAGT!

Was sind vorab Ihre Fragen an dieses Buch? Schreiben Sie auf, was Ihnen besonders wichtig ist zu erfahren. Was wissen Sie bereits über Bipolare Störungen? Am Ende dieses Ratgebers werden Sie Ihre Fragen noch einmal durchgehen und Ihren Lerneffekt vergleichen.

KAPITEL

2 Was ist eine Depression?

Depressionen sind vor allem außerhalb der Bipolaren Störung zu finden

Depressive Erkrankungen sind ein **eigenständiges Krankheitsbild** und treten sehr viel häufiger außerhalb der Bipolaren Störung auf. Zur besseren Unterscheidung spricht man dabei von einer sogenannten unipolaren Depression. Während sich die Bipolare Störung durch das Vorhandensein zweier Pole (Depression auf der einen und Manie auf der anderen Seite) auszeichnet, haben unipolar depressiv Erkrankte nur einen Pol, den der Depression.

Die häufigste psychische Erkrankung unserer Zeit

Im Vergleich zur Bipolaren Störung ist die **unipolare Depression** viel häufiger zu finden. In Deutschland gibt es knapp fünf Millionen Patienten mit einer unipolaren Depression und etwa eine Millionen Patienten mit einer Bipolaren Störung[1]. Auf die Lebenszeit umgerechnet erkrankt nahezu jeder Fünfte im Laufe seines Lebens an einer unipolaren Depression. Bei der Angabe der Häufigkeit ist jedoch unbedingt zu beachten, dass viele Bipolare Störungen nicht richtig erkannt werden und deshalb fälschlicherweise als unipolare Depression behandelt werden. Solche versteckten Bipolaren Störungen zeigen sich deshalb nicht, weil entweder nur die depressiven Phasen beachtet werden (wenn man sich gut fühlt, geht man nicht zum Arzt) oder weil sich die manischen Phasen erst im höheren Lebensalter ausprägen. Es gibt einige Hinweise auf eine fälschlicherweise als unipolare Depression bezeichnete Bipolare Störung. Die bipolaren Depressionen treten in der Lebensgeschichte meist früher auf, die depressiven Episoden sind oft schwerer und folgen rascher aufeinander als bei der unipolaren Form. Zudem finden sich meist bipolare Familienangehörige. Wie Sie noch lernen werden, ist es nicht immer leicht, eine Bipolare Störung zu diagnostizieren. Die teilweise schwierige Abgrenzung zur unipolaren Depression zeigt dies sehr deutlich. Dennoch bleibt die unipolare Depression abgesehen von Angsterkrankungen die **häufigste psychische Erkrankung unserer Zeit** und soll deswegen im Rahmen dieses Ratgebers nicht unerwähnt bleiben.

Risikofaktoren einer unipolaren Depression

Es gibt einige Risikofaktoren, eine unipolare Depression zu bekommen. **Frauen erkranken häufiger als Männer**, wobei zu bemerken ist, dass die Erkrankung bei Männern in manchen Fällen nicht richtig diagnostiziert wird, da sie gelegentlich nicht typisch verläuft (vermehrte Gereiztheit). Unipolare Depressionen können in jedem Lebensalter auftreten, beginnen jedoch häufig um das 30. Lebensjahr herum. Immer dann, wenn sich Lebenssituationen verändern, besteht ein erhöhtes Risiko, an unipolaren Depressionen zu er-

[1] F. Jacobi, M. Höfler, J. Strehle et al.: Psychische Störungen in der Allgemeinbevölkerung. Studie zur Gesundheit Erwachsener in Deutschland und ihr Zusatzmodul Psychische Gesundheit (DEGS1-MH). Nervenarzt. 2014. (85): 77–87.

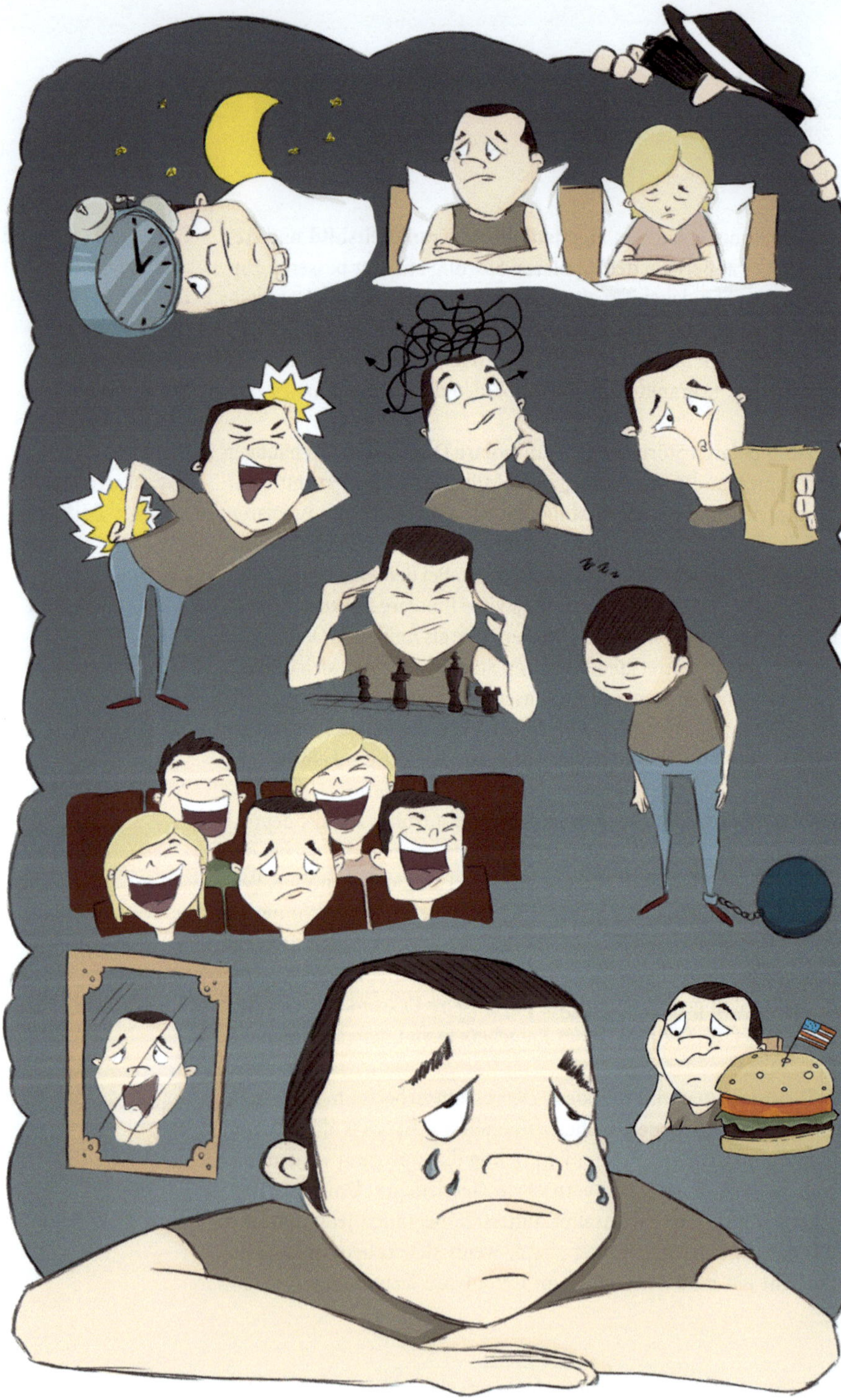

Abb. 2 Symptome der Depression

kranken, zum Beispiel auch nach erfolgreichem Schulabschluss oder während einer Schwangerschaft. Aber auch bei alten Menschen spielt die unipolare Depression eine immer größere Rolle. Entscheidend sind zudem psychosoziale Faktoren. Alleinstehende, Geschiedene und Menschen aus schwierigen sozialen Verhältnissen erkranken häufiger.

Unterscheidung unipolar vs. bipolar ermöglicht der Krankheitsverlauf

Ein Patient mit einer schweren unipolar-depressiven Episode zeigt nahezu die gleichen Symptome wie ein Patient mit einer schweren bipolar-depressiven Episode. Eine Unterscheidung der beiden Erkrankungen ist vor allem durch den **unterschiedlichen Krankheitsverlauf** möglich. Mehr dazu erfahren Sie im Kapitel über die Diagnostik der Bipolaren Störung (➤ Kapitel 4).

Symptome einer Depression

Dem Wortsinn nach bedeutet Depression, dass der Betroffene „niedergedrückt" ist. Und tatsächlich stehen die niedergedrückte Stimmung und Traurigkeit, der Verlust der Möglichkeit, Freude zu empfinden, Antriebslosigkeit, eine emotionale Leere, ein negatives Selbstbild mit einem Gefühl der Wertlosigkeit und häufig eine tiefe Hoffnungslosigkeit im Vordergrund (➤ Abb. 2). Viele depressive Erkrankungen werden zudem von körperlichen Symptomen wie Schmerzen und Unwohlsein begleitet. Viele Patienten beklagen Schlafstörungen, Verlust des Appetits und Abnahme des sexuellen Verlangens. Der Denkapparat funktioniert nicht mehr, es treten Konzentrationsstörungen auf. Der Körper ist ermattet und kraftlos, gleichzeitig besteht häufig eine starke innere Unruhe. Ein Dauerzustand chronischer Erschöpfung stellt sich ein, so wie nach einer viel zu kurzen Nacht, allerdings auf viele Wochen ausgedehnt.

Unter diesem Zustand leiden die Patienten sehr, haben aufgrund der Symptome aber oft auch keine Kraft, den ersten Schritt zu einer Behandlung zu tun. Im Extremfall belasten die Beschwerden den Betroffenen so stark, dass der Wunsch entsteht, sterben zu wollen. Wird in solchen Fällen keine professionelle Hilfe in Anspruch genommen, kann es zu **Suizidversuchen und schlimmstenfalls Selbsttötungen** kommen.

Missverständlicher „Psychose"-Begriff

Häufiger als bei unipolaren Depressionen werden Depressionen im Rahmen einer Bipolaren Störung auch von sogenannten **psychotischen Symptomen** begleitet. Das sind Zustände, in denen der Patient Wahnideen hat und zum Beispiel davon überzeugt ist, für alles Schlechte auf der Welt verantwortlich zu sein, oder sich von Geheimdienst und Polizei verfolgt fühlt. Im Unterschied zu einer landläufig häufig als „Psychose" bezeichneten Erkrankung wie etwa einer Schizophrenie, sind diese Symptome jedoch meist schwächerer Ausprägung, vorübergehend und kommen eher selten vor. Der Begriff Psychose ist dabei übrigens falsch verwendet. In früherer Zeit bezeichnete man alle Erkrankungen, die mit veränderten Symptomen der Wahrnehmung wie Halluzinationen oder Wahnsymptomen einhergingen, als Psychose, also beispielsweise auch eine Bipolare Störung mit psychotischen Symptomen. Heutzutage wird der Begriff psychotisch nur zur Beschreibung eines Symptoms verwendet. So kommt es bei einer Schizophrenie gehäuft zu psychotischen Symptomen. Im Unterschied zu einer unipolaren Depression oder einer Bipolaren Störung handelt es sich bei einer Schizophrenie aber um meist dauerhaft bestehende Symptome, die teilweise starke Auswirkungen auf die Persönlichkeit des Betroffenen haben. Diese unterschiedlichen Krankheitsausprägungen als „Psychose“ zu bezeichnen ist nicht korrekt.

Wo findet man Hilfe?

Problematisch bei der Diagnose einer Depression ist die Tatsache, dass man solche Gefühlszustände auch aus dem normalen Alltag kennt. Die Unterscheidung zwischen einem noch normalen Zustand und einer Depression ist mitunter schwierig. Letztlich entscheidend sind die Schwere der Symptome und die Dauer der einzelnen depressiven Episode. Selbstverständlich ist man nach dem Tod eines geliebten Menschen einige Wochen lang traurig, hat keinen Appetit und kommt morgens nicht aus dem Bett. Wenn sich dies allerdings im Verlauf nicht mehr bessert oder die Symptome schlimmer werden, dann sollte man genauer hinschauen. Hilfe bieten **jede psychiatrische Klinik, Beratungsstellen und das ambulante Versorgungssystem**, das heißt auf psychische Erkrankungen spezialisierte Ärzte, also Psychiater oder Nervenärzte, die nach dem Hausarzt oft der nächste Ansprechpartner sind. In jedem Fall ist festzuhalten, dass der Kontakt zum psychiatrischen Hilfesystem zu empfehlen ist, wenn die oben genannten Symptome länger bestehen, besonders schwerwiegend sind oder gar der Wunsch, nicht mehr leben zu wollen, besteht. Depressionen, gleich ob uni- oder bipolarer Natur, sind gut behandelbar und man selbst kann dazu am meisten beitragen.

NUN SIND SIE GEFRAGT!

Erstellen Sie eine Liste mit den im Text genannten Symptomen. Was wissen Sie bereits über depressive Erkrankungen?

KAPITEL

3 Was ist eine Manie?

Symptome einer Manie

Manien werden häufig als das **Gegenteil der Depression** beschrieben. Wie diese zeigt sich die Manie in vielen Symptomen. Betroffene haben einen massiv gesteigerten Antrieb, sind rastlos und unruhig. Das Schlafbedürfnis ist stark vermindert, mitunter schlafen die Patienten einige Tage lang gar nicht mehr. Die Stimmung ist ohne wirklichen Anlass übertrieben gehoben, oft euphorisch, und wirkt auf Außenstehende häufig nicht nachvollziehbar. Viele Patienten sind jedoch auch gereizt oder reagieren aggressiv. Diese Form wird als **dysphorische Manie** bezeichnet. Manische Patienten haben ein starkes Redebedürfnis, sprechen meist „ohne Punkt und Komma" und springen von einem Thema zum anderen. Im Zuge dessen sind sie sehr gesellig, verlieren häufig jedoch jedwede Distanz zu anderen Menschen. So sprechen sie etwa mit fremden Leuten, als würden sie diese schon sehr lange kennen. Das sexuelle Verlangen ist gesteigert, manche Patienten zeigen völlige Enthemmung und ziehen sich etwa in der Öffentlichkeit aus. Es kommt häufig zu vermehrten sexuellen Kontakten, teilweise mit unbekannten Personen und daraus resultierender Gefahr einer Schwangerschaft oder der Ansteckung mit einer Geschlechtskrankheit. Manische Patienten strotzen vor Selbstbewusstsein, was sie glauben lässt, unwiderstehlich zu sein. Ein kennzeichnendes Merkmal ist die Tatsache, dass die Patienten von sich selbst meist eine völlig andere Wahrnehmung haben als ihr Umfeld. Sie selbst finden ihr Verhalten nicht auffällig oder ungewöhnlich.

Psychotische Symptome

Manischen Patienten gehen ständig neue Ideen durch den Kopf. So sind manche beispielsweise im einen Moment davon überzeugt, eine Lösung dafür gefunden zu haben, das Leid dieser Welt zu lindern, im nächsten Moment sprechen sie über eine technische Erfindung, die sie zu Hause im Keller entwickelt haben. Der starke Rededrang, in der Fachsprache **Logorrhö** genannt, ist der Versuch, das Ideenrasen zu verbalisieren. Als Zuhörer ist es nahezu unmöglich, dem Gespräch zu folgen. Die Gesprächsinhalte drehen sich meist um die eigene Person. Häufig findet sich ein **Größenwahn,** der gelegentlich auch mit einem Verlust der Realität einhergeht. So kann sich der Betroffene etwa für einen Propheten halten oder davon überzeugt sein, eine bedeutende Persönlichkeit zu sein. Es kann zum Auftreten von **Halluzinationen** kommen, in deren Rahmen Betroffene häufig Stimmen hören oder gelegentlich eine andere optische Wahrnehmung haben. Solche Symptome werden als sogenannte **psychotische Symptome** bezeichnet (➤ Abb. 3).

Mit dem Vorliegen solcher psychotischer Symptome können Betroffene oft nicht mehr verantwortungsvoll mit ihrem Leben und ihrer Gesundheit umgehen, weil sie beispielsweise Situationen verkennen und Fehlhandlungen begehen. So setzen sie beispielsweise die Wohnung unter Wasser oder legen

3

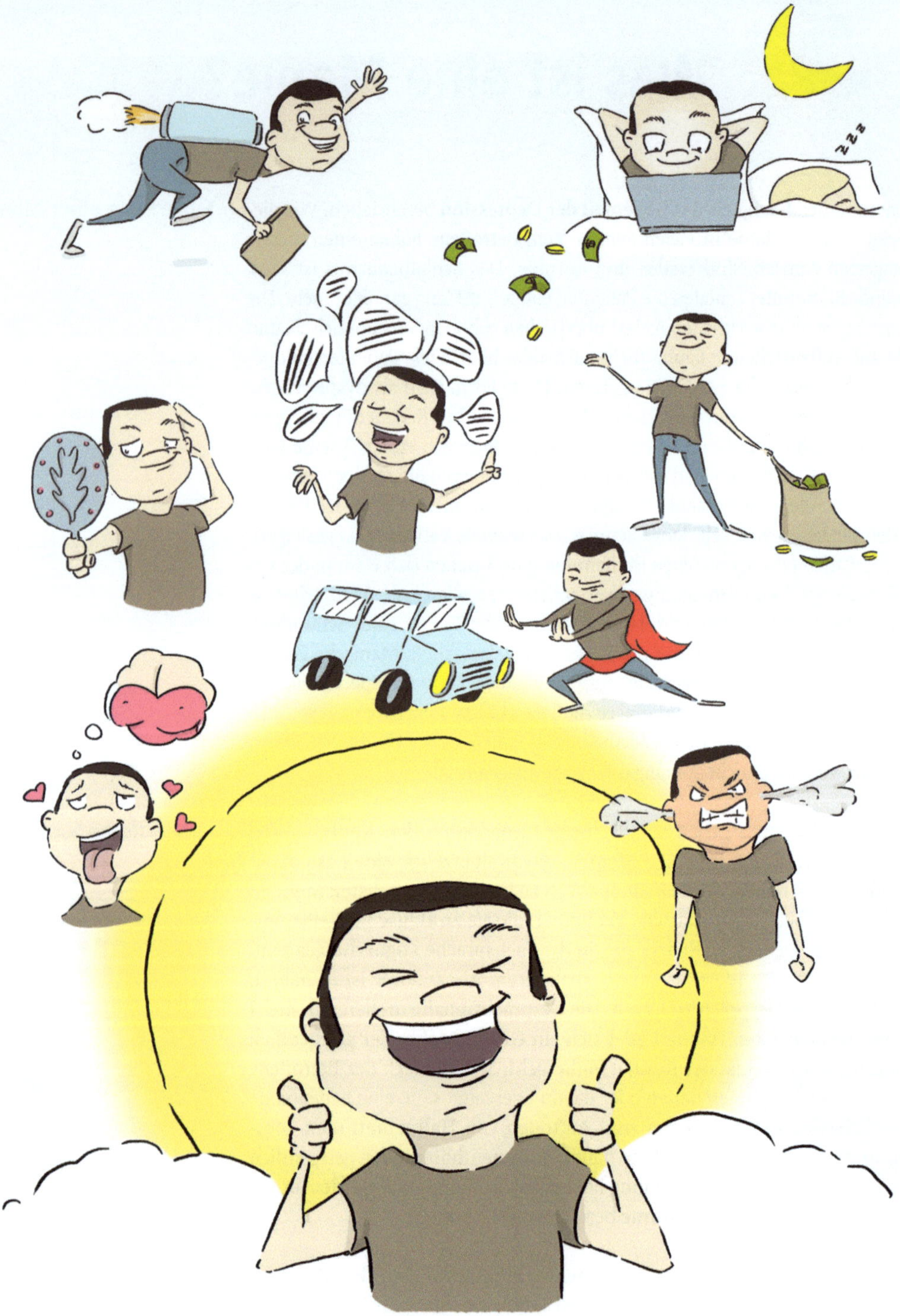

Abb. 3 Symptome der Manie

Brände. Als Laie kennt man solche Symptome eher von Menschen, die bewusstseinserweiternde Drogen konsumiert haben. Die psychotischen Symptome in der Manie klingen meist ab, wenn diese vorüber ist. Psychotische Symptome zeigen sich, wie bereits besprochen, gelegentlich auch in den depressiven Phasen der Bipolaren Störung, dann aber deutlich seltener.

Verhalten in der Manie

Betroffene geben im Rahmen der Manie häufig sehr viel Geld aus, kaufen sich viele unnötige Dinge und sind sehr spendabel. Sie verschenken Geld oder wertvolle Dinge an außenstehende Personen. Teilweise kann es zu großen Verschuldungen kommen. Der Maniker handelt lustorientiert, das bedeutet, er beschäftigt sich sehr intensiv nur mit Dingen, die ihm Spaß machen, malt etwa viele Stunden lang oder schreibt mehrere Tage an einem Text. Dabei vernachlässigt er neben dem Schlaf auch die Nahrungsaufnahme und die Körperhygiene. Aufgrund des Größenwahns kommt es teilweise zu gefährlichen Verhaltensweisen, etwa wenn der Betroffene davon überzeugt ist, fliegen zu können. Diese Eigengefährdung rechtfertigt die Behandlung gegen den Willen des Betroffenen, die bei starken Manien notwendig werden kann.

Das Gefühl der Manie

Manische Patienten haben nämlich häufig **keinerlei Krankheitsbewusstsein**. Sie geben an, sich „so gut wie noch nie in ihrem Leben" zu fühlen. Einem nicht Betroffenen das Gefühl der Manie beschreiben zu wollen, ist fast unmöglich. Die **euphorische Manie** fühlt sich vielleicht ein bisschen so an, als sei man frisch verliebt. Die **gereizte Manie** hingegen kann aufgrund der fehlenden Krankheitseinsicht zu Konflikten mit dem Partner, den Angehörigen oder Freunden führen. In diesen Konflikten sind Maniker häufig sehr streitlustig. Sie können das Konfliktthema häufig nicht nachvollziehen und ihnen fehlt die Fähigkeit, sich in das Gegenüber hineinzuversetzen. Nicht selten gehen Beziehungen oder Freundschaften an einer Manie kaputt.

Was nach der Manie kommt

Aufgrund der Bipolarität der Erkrankung folgt auf die Manie häufig irgendwann die Depression. Spätestens dann realisieren die Betroffenen, was sie in der Manie alles angerichtet haben. Sie schämen sich für ihre Handlungen und müssen meist die negativen Konsequenzen der Manie in Form von Schulden oder zerbrochenen Freundschaften ausbaden. Zudem haben sie nun mit den **Symptomen der Depression** zu kämpfen. Zusammenwirkend kann so eine ungünstige Verstärkung entstehen, etwa wenn eine Schuldenproblematik die Depression weiter aufrechterhält.

Manien sind vor allem im Rahmen der Bipolaren Störung zu finden

Im Unterschied zu den unipolaren Depressionen tritt die Manie meist im Rahmen der bipolaren Erkrankung auf. Eine unipolare Manie tritt extrem selten auf. Man sieht derartige Formen zum Beispiel nach vorausgegangenem Drogenkonsum. Bei der Bipolaren Störung unterscheidet man **verschiedene Schweregrade der Manie**, nicht alle Patienten zeigen also die volle Ausprägung der Symptomatik. Trotz der teilweise recht eindrücklichen Symptome ist die Feststellung einer Bipolaren Störung nicht immer einfach. Warum dies so ist, erfahren Sie im nächsten Kapitel.

Aufgrund des hohen Risikos, das eine Manie mit sich bringt, sei es durch Verschuldung oder gar die eigene Gesundheit gefährdende Handlungen, ist eine

akute stationäre Behandlung in einer psychiatrischen Klinik zu empfehlen. Mithilfe von Medikamenten lassen sich akute Manien behandeln. Im Verlauf kommen psychotherapeutische Techniken zum Tragen. Mit ihnen können Sie selbst viel dazu beitragen, solche Phasen in Zukunft abzumildern.

NUN SIND SIE GEFRAGT!

Stellen Sie der Liste mit den depressiven Symptomen aus dem letzten Kapitel nun die Liste der Symptome der Manie gegenüber. Versuchen Sie, wo möglich, Gegenpaare zu erstellen (Beispiel verminderter Antrieb – gesteigerter Antrieb). Was wissen Sie bereits über Manien?

KAPITEL 4 Diagnostik der Bipolaren Störung

Abgrenzung Depression zum Normalzustand

Stimmungsschwankungen sind jedem von uns bekannt. Wir alle sind mal traurig, wir alle sind mal überdreht. Aber nicht hinter jeder Traurigkeit muss eine Depression stecken. Natürlich sind wir traurig, wenn wir beispielsweise einen geliebten Menschen verlieren, vielleicht haben wir Schlafstörungen, keinen Appetit und grübeln, wie es jetzt ohne den Betreffenden weitergehen soll. Aber ist das eine Depression? In den meisten Fällen nicht. Hier handelt es sich um eine ganz normale Trauerreaktion. Die Diagnostik psychischer Erkrankungen ist aufgrund der Tatsache, dass es, anders als bei körperlichen Erkrankungen, keine harten Fakten gibt (eine Depression beispielsweise ist im Röntgenbild oder einer Blutuntersuchung nicht zu sehen), eine **überwiegend beschreibende Diagnostik**. Man orientiert sich an den Hauptsymptomen und beschreibt das aktuelle Gefühlsleben des Patienten. Hinzu kommt ein zeitliches Kriterium: Eine seit einigen Tagen bestehende Traurigkeit ist formal gesehen keine Depression, eine über Wochen andauernde hingegen schon. Wir alle kennen Tage und auch längere Phasen, in denen wir uns einfach einmal ohne Grund traurig fühlen. Das darf und muss auch so sein, sonst wären wir keine fühlenden Menschen, sondern stumpfe Maschinen. Hält dieser Zustand jedoch länger als zwei Wochen an, entsteht zumindest der Verdacht auf eine depressive Erkrankung. Schwieriger wird es bei der diagnostischen Einschätzung der manischen Phasen.

Manie und Hypomanie

Phasen gehobener Stimmung gibt es auch im Rahmen normaler Stimmungsschwankungen, wie wir sie alle kennen. Das Vollbild einer Manie mit enthemmtem Verhalten, Verschuldung und überwertigen Ideen hingegen ist klinisch sehr eindrücklich, zeigt sich jedoch nicht bei allen Patienten. Zur besseren Abgrenzung wurde eine Art „Zwischenstufe" eingeführt, die sogenannte **Hypomanie**. Hypo bedeutet wörtlich übersetzt unter, vielleicht kennen Sie die Bezeichnung Hypotonie für einen zu niedrigen Blutdruck. Die Hypomanie ist demzufolge ein **Zustand unter der Manie**. Typisch sind eine meistens leicht bis mittelgradig gehobene Stimmung und ein gesteigerter Antrieb.

Klinisch äußern sich diese Symptome häufig in einem bereits merkbaren Rededrang. Das Schlafbedürfnis kann ebenfalls bereits beeinträchtigt sein. Es können schon erste Symptome eines Größenwahns oder überwertiger Ideen vorhanden sein, in der Regel sind die Patienten jedoch für den Laien unauffällig. Einen **hypomanen Zustand** von einem Normalzustand abzugrenzen, benötigt einige Erfahrung im Umgang mit dem Krankheitsbild. Erschwerend kommt hinzu, dass sich depressive Zustände mit hypomanen Zuständen abwechseln.

Der Patient, der wochenlang in der Depression steckt, läuft am Ende der Depression mit Wiedereinsetzen von Antrieb und guter Stimmung Gefahr, in einen hypomanen und darauffolgend manischen Zustand zu geraten. Andererseits soll ihm die Freude über den wiedererreichten Normalzustand auch nicht dadurch getrübt werden, dass daraus fälschlicherweise eine beginnende hypomane Symptomatik abgeleitet wird. Gerade am Ende einer depressiven Phase ist die Unterscheidung zwischen einem wiedereinsetzenden Normalzustand und einer hypomanen Phase häufig extrem knifflig. Da nicht alle Patienten das Vollbild einer Manie durchlaufen, werden **zwei unterschiedliche Typen** der Bipolaren Störung beschrieben.

Bipolar-I-Störung vs. Bipolar-II-Störung …

Ein an einer **Bipolar-I-Störung** erkrankter Patient hat sowohl schwere depressive Phasen als auch schwere Manien. Der **Bipolar-II-Patient** hingegen kennt schwere depressive Phasen, aber seine Hochphasen erreichen lediglich die Charakteristik einer Hypomanie. Damit sollte auch die Unterscheidung zu den normalen Stimmungsschwankungen klar sein. Diese erreichen nach oben nicht das Ausmaß einer Hypomanie und nach unten nicht das Ausmaß einer Depression. In den vorhergehenden Kapiteln haben wir zudem die Unterscheidung zu den unipolaren Krankheitsbildern besprochen: Die unipolare Depression kann eine schwere Depression sein, hier fehlen aber sowohl hypomanische als auch manische Symptome nach Abklingen der depressiven Episode. Bei der sehr seltenen unipolaren Manie hingegen fehlen depressive Symptome im Verlauf. Wir sehen also, dass es in der Diagnostik der Bipolaren Störung ganz entscheidend ist, den Krankheitsverlauf miteinzubeziehen. Die Momentbetrachtung einer depressiven Episode lässt keine Rückschlüsse auf eine mögliche Bipolare Störung zu. Berichtet der Betroffene jedoch, vor einigen Monaten extrem guter Stimmung gewesen zu sein, viel Geld ausgegeben und sich risikoreich verhalten zu haben, so steht der Verdacht einer Bipolar-I-Störung im Raum. Da Patienten meist nur bei bestehendem Leidensdruck zum Arzt gehen, werden einige Bipolare Störungen übersehen und als unipolare Depressionen diagnostiziert. Die Depression macht dem Patienten zu schaffen, die Manie nur, wenn sie klinisch sehr eindrücklich ist. Insbesondere Hypomanien und damit die Diagnose einer Bipolar-II-Störung werden häufig übersehen.

Das drückt sich auch in den Zahlen zur Häufigkeit der Erkrankung aus. In Deutschland liegt die Verteilung der diagnostizierten Bipolar-I- zu Bipolar-II-Störungen bei 60% zu 40%[1], wahrscheinlich gibt es jedoch mehr Bipolar-II-Störungen, als aktuell diagnostiziert werden. Dieser Sachverhalt ist immer wieder Teil von wissenschaftlichen Diskussionen und schwankt sehr stark. Es gibt teilweise Autoren, die von einer 20-fach höheren Rate an Bipolar-II-Störungen ausgehen, allerdings wird die Diagnose nicht selten auch zu leichtfertig gestellt. Gerade in der jüngeren Vergangenheit, bei Betrachtung der Dia-

[1] F. Jacobi, M. Höfler, J. et al.: Psychische Störungen in der Allgemeinbevölkerung. Studie zur Gesundheit Erwachsener in Deutschland und ihr Zusatzmodul Psychische Gesundheit (DEGS1-MH). Nervenarzt . 2014. (85): 77–87.

gnoseraten bei Kindern und Jugendlichen in den USA, wird dies deutlich[2]. Vermutlich liegt die Wahrheit irgendwo bei ⅓ zu ⅔ (das ist jedenfalls meine persönliche Meinung, ohne dies tatsächlich belegen zu können). Dass hier noch weiterer Forschungsbedarf besteht, zeigt auch die Geschlechterverteilung: Männer und Frauen erkranken gleich häufig an einer Bipolar-I-Störung, bei der Bipolar-II-Störung liegen teilweise sehr unterschiedliche Daten vor. Diese Fragen werden sich in Zukunft hoffentlich mit dem Vorliegen größerer und einheitlicherer Studien klären lassen.

… vs. unipolare Depression …

Über die schwierige Abgrenzung zur **unipolaren Depression** haben wir bereits in ➤ Kapitel 2 gesprochen. Neben den bereits erwähnten Hinweisen auf eine eigentlich bestehende Bipolare Störung in Form eines früheren Erkrankungszeitpunkts, schwereren Depressionen und bipolaren Familienangehörigen ist der Krankheitsverlauf sehr entscheidend. Wer etwa nach der erstmaligen Einnahme eines Antidepressivums, also eines Medikaments gegen Depressionen, hypomane Symptome zeigt, der sollte seine vermeintlich unipolare Depression noch einmal genauer abklären lassen. Das Thema wird im Verlauf des Ratgebers noch an mehreren Stellen aufgegriffen werden.

4

… vs. Zyklothymia

Eine Erkrankung wurde bislang noch nicht besprochen: Die Zyklothymia. Vereinfacht gesagt handelt es sich dabei um **länger anhaltende Stimmungsschwankungen**, die das Normalmaß überschreiten, aber keiner Bipolaren Störung zuzuordnen sind. Betroffene zeigen lediglich leichte depressive sowie hypomane Symptome.

Die unterschiedlichen Erkrankungen, welche Einfluss auf die Stimmung des Patienten haben, fasst ➤ Abb. 4 zusammen. **Euthymie** beschreibt dabei den

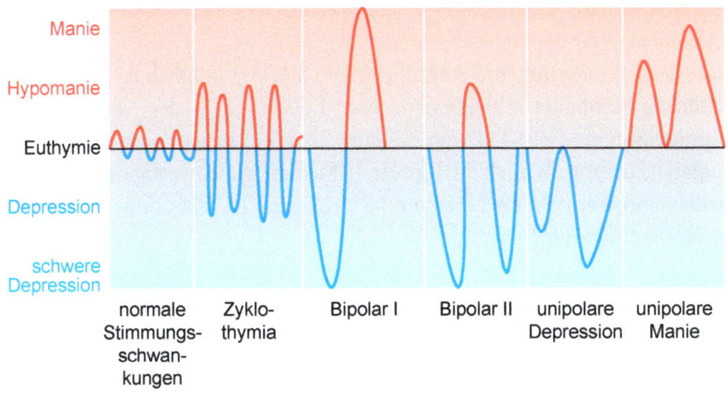

Abb. 4 Affektive Störungen

[2] C.A. Soutullo, K.D. Chang, A. Díez-Suárez A et al.: Bipolar disorder in children and adolescents: international perspective on epidemiology and phenomenology. Bipolar Disord. 2005. 7(6): 497–506.

Zustand ausgeglichener Stimmung, gewissermaßen den „Normalzustand". In der Fachsprache werden diese Erkrankungen der Stimmung eines Patienten auch als **affektive Störungen** bezeichnet.

Beschreibung des „Istzustands"

Die Diagnostik einer Bipolaren Störung ist also nicht immer einfach und bedarf Erfahrung mit dem Krankheitsbild. Zurzeit wird die Diagnose in Deutschland leider immer noch viel zu spät gestellt. Es vergehen oft viele Jahre, bis Betroffene erfahren, dass hinter ihren Stimmungsschwankungen eigentlich eine Erkrankung steckt. In Deutschland verwenden Ärzte und Psychologen zur Diagnostik psychischer wie auch anderer Erkrankungen ein **Diagnosesystem**, das jeder Erkrankung einen Buchstaben-Zahlen-Code zuordnet und eindeutige Kriterien festlegt. Diese Kriterien finden sich, wie zu Beginn des Kapitels bereits erwähnt, in der Beschreibung von Symptomen, etwa der Stimmung, den Stimmungsschwankungen oder begleitender psychotischer Symptome. Zum Abfragen der Symptome und deren Schweregrade haben sich standardisierte Fragebögen bewährt.

Die nachfolgende Darstellung erfolgt in Anlehnung an das in Deutschland zurzeit gültige Diagnosesystem ICD-10[3]: Die Bipolare Störung lässt sich je nach aktuell vorliegender Symptomatik in eine Bipolare Störung mit gegenwärtig hypomanischer bzw. manischer Episode unterteilen. Bei Letzterer wird nochmals zwischen dem Vorliegen oder Fehlen von psychotischen Symptomen unterschieden. Liegt gegenwärtig eine depressive Episode vor, so werden drei Schweregrade (leicht, mittel und schwer) unterschieden. Psychotische Symptome werden ebenfalls berücksichtigt. Eine sogenannte gemischte Episode liegt dann vor, wenn zeitgleich sowohl manische als auch depressive Symptome vorkommen. Hierbei treten gehäuft psychotische Symptome auf. Mithilfe des Diagnosesystems lässt sich also der **„Istzustand der Erkrankung"** beschreiben. Zusammen mit der Beschreibung des Verlaufs der Erkrankung entsteht so ein umfassender Eindruck, der letztlich dazu führt, dass aufgrund bestimmter Konstellationen beispielsweise die Unterscheidung zwischen der Zyklothymia und einer Bipolar-II-Störung möglich ist (die Bipolar-II-Störung beinhaltet schwere depressive Episoden). In der Neuauflage des Diagnosesystems (ICD-11) werden dann aller Voraussicht nach sowohl die Bipolar-I-Störung als auch die Bipolar-II-Störung gleichwertig berücksichtigt werden. Somit entfällt bei Letzterer die bisherige Klassifizierung unter „Sonstige bipolar affektive Störung".

Abgrenzung zu anderen psychischen Erkrankungen

Wichtig bei der Diagnostik einer Bipolaren Störung ist neben der Beachtung des Verlaufs und der Beschreibung gegenwärtiger Symptome auch die Abgrenzung zu anderen Krankheitsbildern. Das Beispiel der psychotischen Sym-

[3] ICD-10-GM: Systematisches Verzeichnis. Internationale statistische Klassifikation der Krankheiten und verwandter Gesundheitsprobleme, 10. Revision. Deutsche Modifikation. Herausgegeben vom Deutschen Institut für Medizinische Dokumentation und Information (DIMDI) im Auftrag des Bundesministeriums für Gesundheit (BMG) unter Beteiligung der Arbeitsgruppe ICD des Kuratoriums für Fragen der Klassifikation im Gesundheitswesen (KKG).

ptome aus ➤ Kapitel 2 macht es deutlich: Es ist essenziell, eine Erkrankung in das richtige Spektrum einzuordnen. Eine **Schizophrenie** und eine psychotische Manie haben zum Beispiel die psychotischen Symptome gemein. Es sind jedoch eigenständige Krankheiten, die auch unterschiedlich behandelt werden müssen. Ich habe häufiger Patienten kennengelernt, bei denen aufgrund einer psychotischen Symptomatik eine Schizophrenie diagnostiziert wurde; nach eingehender Diagnostik wurde jedoch eine Bipolare Störung festgestellt. Bipolare Störungen müssen also im Rahmen der Diagnostik nicht nur mit den anderen affektiven Erkrankungen wie unipolarer Depression und Zyklothymia abgeglichen werden, auch die Abgrenzung zu anderen psychiatrischen Krankheitsbildern ist essenziell wichtig.

Neben der Schizophrenie ist das vor allem die sogenannte **schizoaffektive Störung**. Diese Diagnose beruht geschichtlich darauf, dass ein Mittelweg zwischen den schizophrenen Störungen und den affektiven Störungen definiert werden musste. Betroffene mit einer schizoaffektiven Störung zeigen etwa Auffälligkeiten in ihrer Stimmung und psychotische Symptome. Insgesamt ist die Abgrenzung zur Bipolaren Störung mit psychotischen Symptomen sehr schwammig. Es gibt aktuell unter Fachleuten immer wieder Diskussionen über die Bedeutung der schizoaffektiven Störung. Es bleibt abzuwarten, ob diese Störung irgendwann keine Berücksichtigung mehr in den Diagnosesystemen findet; zurzeit (und voraussichtlich auch in der ICD-11) wird sie noch diagnostiziert.

Psychische Begleiterkrankungen

Zudem gibt es einige **andere psychiatrische Erkrankungen**, die gehäuft mit der Bipolaren Störung gemeinsam auftreten. Das sind zum Beispiel Angsterkrankungen, Suchterkrankungen oder eine ADHS (Aufmerksamkeitsdefizit- und Hyperaktivitätsstörung). Je nach Schweregrad dieser begleitenden Erkrankungen kann die Bipolare Störung mehr oder weniger darunter verborgen sein. So zeigen Kinder mit einer ADHS eine deutlich größere Wahrscheinlichkeit, im höheren Lebensalter bipolar zu erkranken. Die beiden Erkrankungen scheinen sich also gegenseitig zu beeinflussen, die genauen Ursachen sind noch nicht erforscht. Kinder oder Erwachsene mit einer ADHS sollten die Verknüpfung der beiden Erkrankungen jedoch unbedingt berücksichtigen und im Zweifel abklären lassen.

Kinder und Jugendliche

Die Diagnosestellung einer Bipolaren Störung im Kindes- und Jugendalter ist mitunter schwierig. Abgrenzungen zu normalen (pubertären) Stimmungsschwankungen erschweren die Längsschnittbetrachtung, zudem zeigen jugendliche Patienten teilweise keine klassische gehobene Stimmung in der Manie. Hier sind es beispielsweise eher Risikoverhalten oder Antriebssteigerung, die einen an die Bipolare Störung denken lassen sollten. Noch schwieriger wird es bei Kindern. Vermehrte Diagnosevergaben der „Childhood Bipolar"-Störung in den USA zeigten im Langzeitverlauf kein erhöhtes Risiko für die Entwicklung einer Bipolaren Störung; schlussendlich schuf man mit der „Disruptive Mood Dysregulation Disorder" ein neues Störungsbild. Früh in der Lebensgeschichte auftretende Formen einer Bipolaren Störung gibt es zwar (vor allem bei entsprechender genetischer Belastung in der Familie), sie sind jedoch selten und zeigen sich eher unspezifisch – daher können sie dementsprechend übersehen werden. In ➤ Kapitel 14 werden wir nochmal auf Kinder und Jugendliche zu sprechen kommen.

Abgrenzung zu körperlichen Erkrankungen

Da über die genauen Ursachen psychischer Erkrankungen meist nur spekuliert werden kann, handelt es sich bei den meisten Krankheitsbildern um sogenannte **Ausschlussdiagnosen**. Aufgrund dessen wird zum Beispiel eine Bilduntersuchung des Gehirns oder die Entnahme von Nervenwasser zum Ausschluss einer neurologischen Erkrankung durchgeführt. Auch andere Organe sind wichtig: Eine Unterfunktion der Schilddrüse kann zu einer Depression führen, eine Überfunktion Stimmungsschwankungen bedingen. Hier liegt ebenfalls eine körperliche Ursache vor, die entsprechend anders behandelt wird. Klarheit schaffen eine Blutentnahme und die Untersuchung der Schilddrüse mittels Ultraschall.

Schubladendenken vs. individuelle Behandlung

In der Regel werden die ersten Stunden einer ambulanten Psychotherapie sowie die ersten Patientenkontakte während einer klinischen Behandlung genutzt, um die Diagnose zu stellen. Sie ist die Arbeitsgrundlage für den Behandler und erklärt dem Betroffenem, woran er leidet. Häufig sind solche Diagnosen mit Ängsten besetzt. Durch das Stellen der Diagnose „Bipolare Störung" wird aus dem Menschen mit extremen Stimmungsschwankungen auf einmal ein Patient mit einer psychiatrischen Erkrankung. Bei aller Notwendigkeit, Symptome in Schubladen einordnen zu müssen, um zu einer aussagekräftigen Diagnose zu kommen: In der Behandlung sollte dieses **Schubladendenken** keine Rolle spielen, jeder Mensch ist einzigartig und muss deswegen **individuell behandelt** werden.

NUN SIND SIE GEFRAGT1

Dieses Kapitel hat Ihnen einen umfassenden Überblick über die Bipolare Störung sowie die anderen affektiven Störungen gegeben. Versuchen Sie nun, die einzelnen Erkrankungen anhand von Schlagwörtern zu unterscheiden. Beschränken Sie sich dabei auf die entscheidenden Merkmale der jeweiligen Erkrankung (Beispiel: Bipolar-I = schwere Depression + schwere Manie). Falls möglich, halten Sie Ihrem Partner, einem Freund oder Bekannten einen kurzen Vortrag über die unterschiedlichen Erkrankungen, um so zum Experten zu werden. Hilfestellung liefert die Illustration.

KAPITEL

5 Wie die Bipolare Störung entsteht

Es gibt viele Ursachen

Für die Entstehung einer Bipolaren Störung nimmt die Wissenschaft heute eine multifaktorielle Ursache an. Wörtlich übersetzt bedeutet das **„von vielen Faktoren abhängig"**. Eine Patientin sagte dazu einmal, das sei lediglich eine Beschreibung dafür, dass man keine Ursache wisse, was spontan für Gelächter in der Gruppe sorgte. In der Tat ist es wesentlich einfacher, beispielsweise eine Entzündung der Magenschleimhaut zu erklären. Die Magenschleimhaut wird gereizt, manchmal noch von einem besonderen Bakterium besiedelt und entzündet sich dann. Dagegen gibt es das passende Medikament und die Entzündung geht zurück. Die psychiatrische Medizin ist nicht ganz so einfach zu erklären. Den Magen als Organ kann man mittlerweile recht gut erklären. Sicher, es gibt weiterhin viel zu forschen, neue Untersuchungsmethoden und neue Möglichkeiten der Therapie zu entwickeln. Aber die meisten Erkrankungen, die den Magen betreffen, können in Form von Kausalketten behandelt werden: Ursache A bedingt Wirkung B, wenn man A wegnimmt und Medikament C hinzugibt, ist alles in Ordnung.

Die Psyche ist komplexer als jedes Organ

Dieses Beispiel ist zwar etwas überspitzt, zeigt aber den Unterschied zur psychiatrischen Medizin auf, da es bei psychiatrischen Erkrankungen ungleich schwieriger ist, die **Ursachen** zu erkennen. Warum bekommt der schwer traumatisierte Kriegsgeflüchtete keine Depression, obwohl er so viel Schlimmes erlebt hat? Warum bekommt die ältere Nachbarin von gegenüber eine schwerste Depression, weil ihre Katze überfahren wurde? Bei der Bipolaren Störung geht die Fragestellung sogar noch weiter: Warum bekommt der schwer depressive Mensch innerhalb weniger Tage enormen Aufwind, wird manisch und zeigt eine völlig andere Symptomatik als zuvor? Wenn Sie an dieser Stelle eine umfassende Antwort erwartet haben, so muss ich Sie leider enttäuschen. Nach heutigem **Stand der Wissenschaft** gibt es keine alles erklärende Lösung. Patienten, die einen Arzt aufsuchen, erhoffen sich Antworten. Sie kommen, um beim oben genannten Beispiel zu bleiben, mit Magenschmerzen zum Arzt. Dieser beginnt die Anamnese mit der Erkenntnis, dass der Betreffende viel raucht und trinkt und sich nicht gerade gesund ernährt. Er schaut sich die Magenschleimhaut an, prüft das Vorhandensein des besonderen Bakteriums und kann diese Kausalkette dann durch Gabe von Medikamenten unterbrechen. Der Patient akzeptiert das, kann beruhigt nach Hause gehen und ändert hoffentlich seinen Lebensstil. Für ihn hat sich ein Fragezeichen geklärt, er hat Antworten bekommen. Die Magenschmerzen haben ihn beunruhigt, nun kann er die Dinge einordnen.

Am Anfang stehen Fragen

Bei der Bipolaren Störung verhält es sich ähnlich. Warum bin ich so tief traurig und hoffnungslos? Warum kann ich nicht schlafen? Warum geht es mir so schlecht? Das sind Fragen, die viele Patienten am Anfang einer Depression haben. „Warum fährt meine Stimmung Achterbahn?", fragt der Patient mit raschen **Phasenwechseln**. „Warum habe ich gestern geglaubt, ich sei ein bedeutender Wissenschaftlicher, bin ausgerastet und daraufhin in der Klinik gelandet?", fragt der Maniker am Tag nach seiner Aufnahme, nachdem man ihm erzählt hat, was zuvor geschehen ist. Auch wenn keine eindeutige Antwort darauf möglich ist, so kann man doch zumindest Hinweise geben. Das menschliche Gehirn ist so komplex, dass es bis heute nur zu einem Bruchteil verstanden ist. Vermutlich werden wir niemals in der Lage sein, seine Komplexität mit unserem eigenen Gehirn als Motor des Denkens zu verstehen. Ein Paradoxon.

Wie bereits im vorhergehenden ➤ Kapitel 4 deutlich wurde, stützt man sich auf eine **Beschreibung der Symptome** und setzt dort die Therapie an. Und irgendwie gelingt es dadurch, Kausalketten zu schaffen und sie Stück für Stück zu beseitigen. Die psychotische Manie ist durch ein Übermaß des Botenstoffs Dopamin im Hirn entstanden. Die Antriebslosigkeit in der Depression lässt sich dadurch beheben, dass derjenige beginnt, positive Aktivitäten zu unternehmen.

Ursachen einer Bipolaren Störung

Viele **Symptome** sind allerdings immer noch nicht verstanden. Es gibt **Theorien**, die meist eng mit den Wirkmechanismen der Medikamente verknüpft sind. Eine solche Theorie ist der Mangel an Botenstoffen im Rahmen der depressiven Episode, mit dem wir uns noch in ➤ Kapitel 13 beschäftigen werden. Auch hier fehlt es jedoch an eindeutigen Kausalketten. Diese finden sich dafür vielleicht im familiären Umfeld des Patienten. Die Bipolare Störung hat eine große genetische Komponente. Allerdings nicht im klassischen Sinne wie zum Beispiel bei Stoffwechselerkrankungen, bei denen defekte Gene vererbt werden. Vielmehr wird die Verletzlichkeit (Vulnerabilität) für eine Bipolare Störung vererbt. Die Wahrscheinlichkeit, selbst bipolar zu sein, steigt mit der Häufigkeit dieser Erkrankung in der Familie. Sie muss jedoch nicht zwangsläufig bestehen, da nur die Verletzlichkeit für Bipolare Störungen vererbt wird.

Verletzlichkeits-Stress-Modell

Diese Anfälligkeit verdeutlicht das **Verletzlichkeits-Stress-Modell**. Es wurde in den 1970er-Jahren von Zubin und Spring entwickelt und wird seitdem von vielen Forschungsgruppen verwendet. Demnach hat jeder Mensch eine gewissen Grundverletzlichkeit, die durch **genetische Faktoren** (sprich die familiäre Resistenz gegenüber einer psychischen Erkrankung) sowie die Sozialisierung geprägt wird. Hinweise auf weitere Verletzlichkeiten aufgrund der **Sozialisierung des Patienten** ergeben sich aus der Lebensgeschichte des Patienten. Hat der Betroffene eine schwierige Kindheit mit Vernachlässigung und Gewalterfahrung durchleben müssen, so scheint dieser soziale Faktor eine Rolle zu spielen. Doch die Sozialisierung kann auch positive Einflüsse auf die Verletzlichkeit haben. Unsere Persönlichkeit und die Art, wie wir Probleme lösen, wird entscheidend davon geprägt. Kommt es nun, wie im alltäglichen Leben leider üblich, zu Stress und weiteren Belastungen durch Beruf oder Familie bzw. zu handfesten Krisen, nimmt die Verletzlichkeit zu. Über-

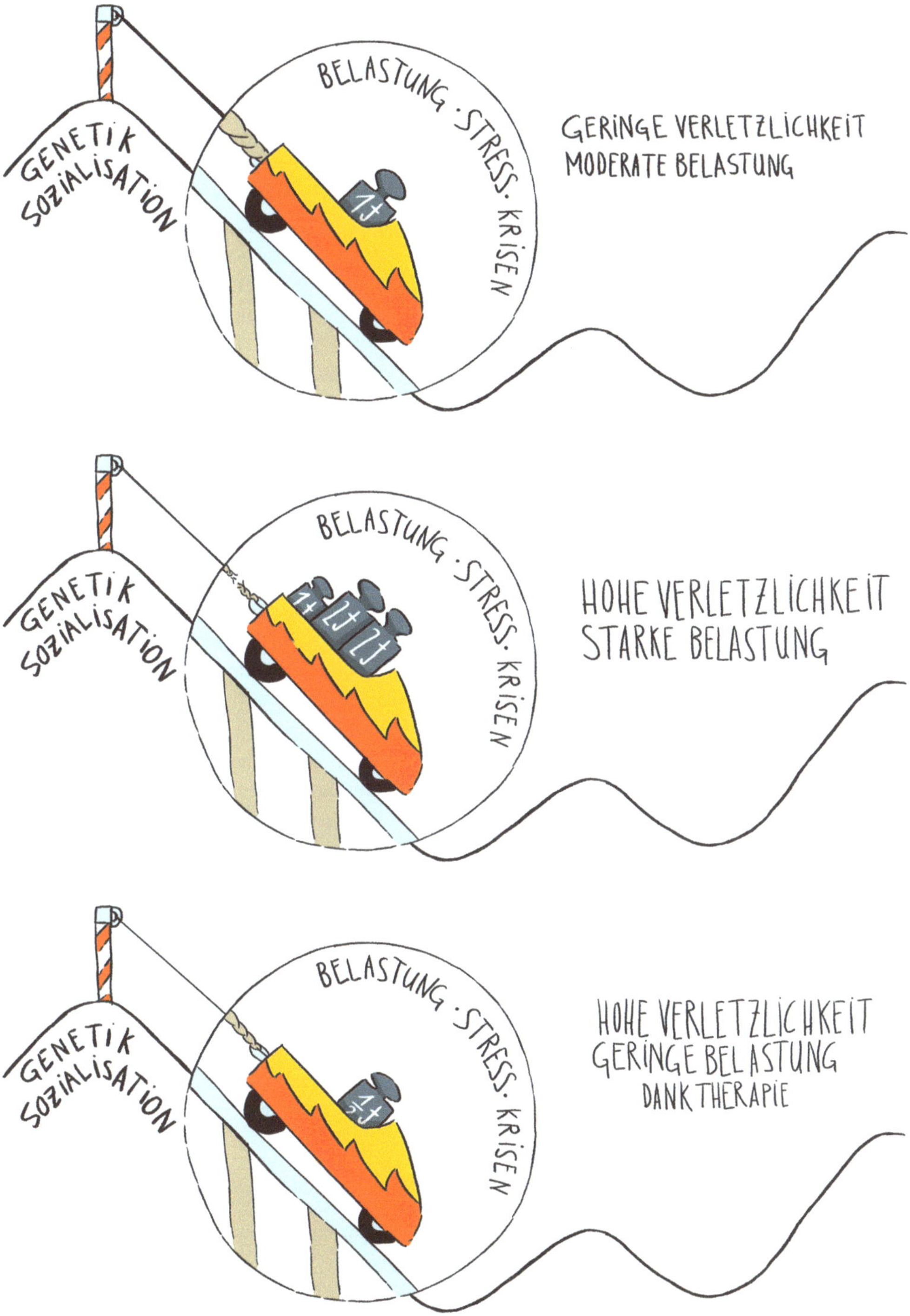

Abb. 5 Das Verletzlichkeits-Stress-Modell

schreitet diese einen individuellen Grenzwert, so kann sich eine Bipolare Störung ausbilden.

Diese **Stress** verursachenden Belastungen müssen **nicht zwangsläufig negativer Natur** sein und beispielsweise von Partnerschaftskonflikten oder dem Verlust von Angehörigen herrühren. Auch wenn es auf den ersten Blick nicht nachvollziehbar scheint, aber sogar positive Ereignisse wie die eigene Hochzeit oder der Abschluss von der Universität können zu einer bipolaren Krankheitsepisode führen. Häufig findet man im Rückblick vor der ersten Krankheitsepisode eine derartige Stress verursachende Belastung, welche das sprichwörtliche Fass zum Überlaufen gebracht hat. Stress kann auch durch einen ungesunden Lebensstil entstehen, der damit ebenfalls entscheidend zur Entstehung einer Bipolaren Störung beiträgt. Ein ungesundes Schlafverhalten, generell zu wenig Schlaf oder übermäßiger Alkohol- oder Drogenkonsum können als Trigger für eine Krankheitsepisode dienen.

Gesamtstress abbauen

Das Modell erklärt sehr anschaulich, warum zwei Menschen unter der gleichen Belastung nicht zwangsläufig erkranken müssen. Eine gute Basis, sprich eine geringe Verletzlichkeit in Form entsprechender Gene und Sozialisation, schafft eine **Pufferzone** nach oben. Das wird in der Forschung auch als **Resilienz** (wörtlich: abprallen) bezeichnet. Zudem wird jedes belastende Ereignis von jedem Menschen sehr unterschiedlich aufgenommen. Selbst wenn die Basisverletzlichkeit sehr hoch ist, gibt es Faktoren, die den Gesamtstress niedrig halten können. Eine gesunde Tagesstruktur, ausreichender Schlaf und Bewegung bauen Stress ab.

Letztlich stellt das Modell weiterhin keine allumfassende Erklärung für die Ursachen einer Bipolaren Störung dar. Es deckt jedoch in der Zusammenschau mit einer umfassenden Krankengeschichte bereits einen großen Teil der Ursachen ab. Zudem lassen sich direkt am Modell alternative Verhaltensweisen trainieren, um so langfristig Stress abzubauen und damit der Entstehung einer Krankheitsepisode und dem Beginn einer bipolaren Achterbahnfahrt (> Abb. 5) vorzubeugen, selbst wenn die Verletzlichkeit bereits von vornherein sehr hoch sein sollte.

NUN SIND SIE GEFRAGT!

Erstellen Sie Ihr ganz persönliches Verletzlichkeitsmodell:
- Wie setzt sich Ihre Grundverletzlichkeit zusammen?
- Gibt es psychische Erkrankungen in der Familie?
- Gab es Probleme in Ihrer Kindheit und Ihrer Jugend?
- Welche Faktoren sorgen bei Ihnen für zusätzliche Verletzlichkeit (Schichtarbeit, alleinerziehend ...)?
- Gibt es im Moment akuten Stress oder akute Belastungssituationen?
- Was tun Sie, um Stress abzubauen?

KAPITEL

6 Fühlen, Denken und Handeln

Unser Gehirn ist leider schrecklich kompliziert. Das wird vor allem dann deutlich, wenn man sich bewusst macht, welche extremen Wandlungen ein bipolarer Patient in den einzelnen Krankheitsphasen durchläuft: In der Depression fühlt er sich wertlos und nicht gebraucht, einige Tage später fühlt er sich im Rahmen einer Manie wie ein Gott. Wie, und die Frage ist an dieser Stelle durchaus berechtigt, soll es möglich sein, mittels Psychotherapie einen Einfluss auf diese Krankheitsphasen zu haben? Der Schlüssel liegt darin, zunächst zu erkennen, dass sich das Gehirn, aller Komplexität zum Trotz, an einigen Stellen entscheidend beeinflussen lässt. Diese Prozesse müssen jedoch geübt werden, ehe man sie effektiv anwenden kann. Schon dem gesunden Menschen fällt es unheimlich schwer, Gefühle genau zu benennen oder von Denkprozessen zu unterscheiden.

Ein Beispiel: Stellen Sie sich den Prototyp eines depressiven Patienten vor. Hängende Mundwinkel, schlurfender Gang, alles in der Gefühlswelt des Patienten ist grau. Fragt man einen solchen Patienten nun im Krankenhaus oder der Therapiepraxis, was ihn in die Behandlung geführt hat, so wird er wahrscheinlich antworten: „Mir geht es schlecht." Doch was bedeutet das? Ist dem Patienten schlecht im Sinne einer Übelkeit? Vielleicht. Wahrscheinlicher jedoch ist, dass er damit seinen Gemütszustand beschreiben wollte. Aber ist „Mir geht es schlecht" nun ein Gefühl oder ein Gedanke oder beides?

Funktionselemente unseres Gehirns und was eine Depression damit macht

Denken, Fühlen und Handeln, die zentralen Funktionselemente unseres Gehirns, stehen in wechselseitiger Beziehung zueinander. Wer sich schlecht fühlt, der denkt auch schlecht, und wer schlecht denkt, wird sehr wahrscheinlich auch schlecht handeln. Wer denkt, nichts wird mehr gut werden, der wird auch nichts unternehmen, um das Gegenteil zu bewirken. Die **Depressionsspirale** kommt in Gang und wird sich unaufhörlich nach unten fortsetzen. Gerade im Rahmen der Bipolaren Störungen entstehen Depressionen häufig wie aus dem „Nichts". Die Patienten fühlen sich plötzlich schlecht und der Arzt oder Therapeut soll jetzt bitte einfach diese oder jene Pille verschreiben und mit ihnen reden und dann wird es ihnen hoffentlich wieder besser gehen. So wird die Therapie nicht erfolgreich sein! Die Psychotherapie kann Problemfelder aufdecken und diese bearbeitbar machen. Etwa die Kontrolle der eigenen Stimmung und ein förderliches Schlafverhalten. Auch bei der bipolaren Depression können, aller scheinbaren Entstehung aus dem „Nichts" zum Trotz, Problemfelder aufdeckbar sein. Etwa ungünstig verarbeitete Trauerfälle, Trennungen oder sonstige ungünstige Verhaltensweisen.

Gedanken und Gefühle sind veränderbar

Ein wichtiger Schritt dabei ist es, Denken, Fühlen und Handeln unterscheidbarer zu machen (➤ Abb. 6). Den Tod der Mutter kann man leider nicht

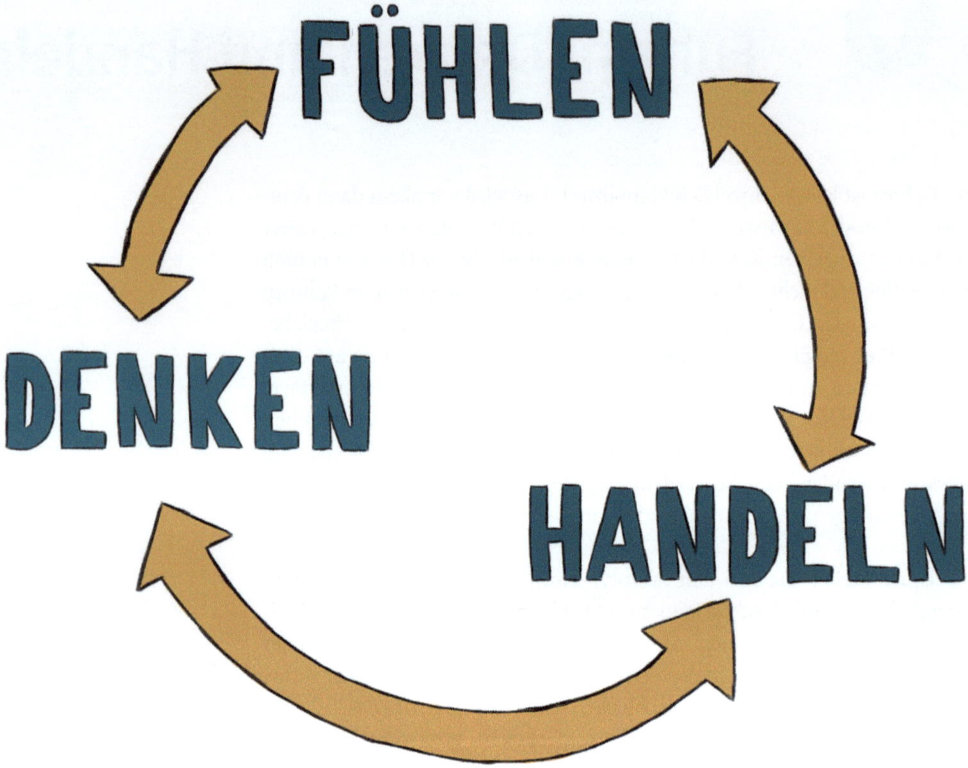

Abb. 6 Fühlen – Denken – Handeln

rückgängig machen. Auch das Trauergefühl, das beim Gedanken an die geliebte Mutter entsteht, wird wahrscheinlich bleiben. Aber man kann bei den in der Depression leider automatisch entstehenden depressiven Gedanken des Patienten ansetzen, zum Beispiel „Meine Mutter ist nicht mehr da, jetzt kann ich niemals mehr fröhlich sein.“ Das ist kein unveränderbares Gefühl, das ist ein Gedanke und dieser Gedanke entspricht, nüchtern betrachtet, nicht der Realität. Er bewirkt aber, dass der Betroffene sich eben diesem Gedanken entsprechend verhält. Und dieser **Teufelskreis** ist nicht gut. Wer nur zu Hause auf dem Sofa sitzt und denkt, dass es ohnehin nicht mehr anders geht, der schafft auch keine Veränderungen.

Was bewirkt Verhaltenstherapie?

Die Verhaltenstherapie bietet alternative Verhaltensweisen und schafft dadurch **Veränderungen**. Zudem werden Gedanken beachtet. Vielleicht steckt hinter der Vorstellung, zu Hause bleiben zu müssen, auch Scham der toten Mutter gegenüber. Dass die Verstorbene aber eigentlich wollte, dass ihr Kind ein glückliches Leben führt, auch wenn sie einmal nicht mehr sein sollte, wird oft vergessen. Der depressive Patient kommt aus diesem Loch häufig nicht ohne Hilfe heraus. Er kann die Alternativen nicht sehen bzw. wahrnehmen. Hier greifen die sogenannten **kognitiven Aspekte der Verhaltenstherapie**. Sie zeigen dem Patienten Neubewertungen seiner bisher als sicher geltenden Überzeugungen auf. Die Verhaltenstherapie setzt also vor allem auf der Denk- und Handlungsebene an und kann dadurch schlussendlich auch die Gefühlsebene erreichen.

Selbst die Euthymie bedeutet Arbeit

Im Unterschied zur Behandlung einer unipolaren Depression ist die Arbeit für den bipolaren Patienten an dieser Stelle noch nicht abgeschlossen. Selbst in der **Phase guter Stimmung**, der Euthymie, muss er weiterhin sein Denken, Fühlen und Handeln kontrollieren. Nur so gelingt es, eine drohende Manie abzuwenden. Wie eine solche Kontrolle aussehen kann, zeigen die beiden nachfolgenden Kapitel. Sie schildern Verhaltensweisen, um der Spirale der Depression zu entkommen und im Verlauf eine drohende Spirale der Manie zu vermeiden. Denken, Fühlen und Handeln sind dabei allseits präsent. Häufig ist die Änderung des Verhaltens der einfachste Schritt, Einfluss auf das Gehirn zu nehmen. Durch die Verknüpfung der Funktionselemente wirkt gesundmachendes Verhalten auch auf Gedanken und Gefühle ein.

NUN SIND SIE GEFRAGT!

Greifen Sie auf ein persönliches Ereignis aus der letzten Zeit zurück, zum Beispiel eine Konflikt- oder Streitsituation. Versuchen Sie zu trennen, was Sie gefühlt, gedacht und wie Sie gehandelt haben. Wie haben sich die drei Prozesse gegenseitig beeinflusst? Hätte es alternative Handlungsweisen gegeben?

KAPITEL

7 Die Spirale der Depression

Anders als viele körperliche Erkrankungen entwickeln sich psychische Symptome, wie etwa eine depressive Stimmungslage, meist langsam und schleichend. Wie wir in ➤ Kapitel 14 noch sehen werden, beginnen fast alle bipolaren Erkrankungen mit einer depressiven Episode. Wenn der Betroffene nicht bereits die Erfahrungen heftiger Stimmungswechsel gemacht hat, dann ist es ihm häufig gar nicht bewusst, dass er sich langsam auf eine schwere Depression zubewegt. Ein gebrochenes Bein fällt in den allermeisten Fällen unmittelbar auf, eine gebrochene Seele nicht. Demzufolge begibt sich der Betroffene zu Beginn auch nicht in Behandlung, was eine Verschlimmerung der Depression nach sich zieht. Im Gespräch mit meinen Patienten nutze ich oft den Vergleich einer Veränderung des Körpergewichts. Man selbst sieht sich meistens täglich im Spiegel und nimmt gar nicht wahr, ob man im Verlauf der letzten Monate zu- oder abgenommen hat. Man sieht sich ja jeden Tag und bemerkt Veränderungen nicht sofort. Trifft man jedoch einen Bekannten, den man schon länger nicht gesehen hat, fallen häufig Sätze wie: „Du hast aber abgenommen!“ oder „Du bist aber pummelig geworden!“.

Wie eine Depression beginnt

Ähnlich ist es mit der Depression. Am Anfang steht häufig eine vermeintlich vorübergehende depressive Verstimmung. Der Betroffene zieht sich zunehmend zurück, erlebt dadurch weniger positive Dinge und die sogenannte **Depressionsspirale** nach unten beginnt: Es kommt zu noch mehr Rückzug, vermehrten Grübeleien, zum Verlust von Antrieb und Appetit, Schlafstörungen und schlimmstenfalls zu lebensmüden Gedanken. Je tiefer man in der Spirale nach unten rutscht, desto schwieriger wird es, dort wieder allein herauszukommen. Absolut entscheidend ist, frühzeitig professionelle Hilfe in Anspruch zu nehmen. Oftmals sind mit diesem Schritt Ängste verbunden. Wer ist schon gerne im Krankenhaus? Und noch dazu in einer psychiatrischen Abteilung? Wer geht schon gerne zum Therapeuten? Wenn das die Nachbarn mitbekommen? Hier sind Angehörige und Ärzte gefragt, entsprechende Ängste zu besprechen und abzubauen. Denn hat sich die Spirale einmal in Gang gesetzt, kann es schwierig bis unmöglich sein, ohne professionelle Hilfe den Ausweg zu finden. Der Betroffene steckt in einem **Teufelskreis** fest. Eine psychotherapeutische und – wenn notwendig – auch medikamentöse Behandlung können helfen, die Spirale umzukehren. Durch Aufbau positiver Aktivitäten lernen Betroffene Schritt für Schritt, der Abwärtsspirale ein Schnippchen zu schlagen.

Werden Sie aktiv!

Eine depressive Verstimmung bewirkt, dass ich heute eigentlich lieber zu Hause bleiben würde? Raus aus der Tristesse! Mit Freunden verabreden, rausgehen, sich selbst etwas Gutes tun! Das sind jetzt entscheidende Schritte,

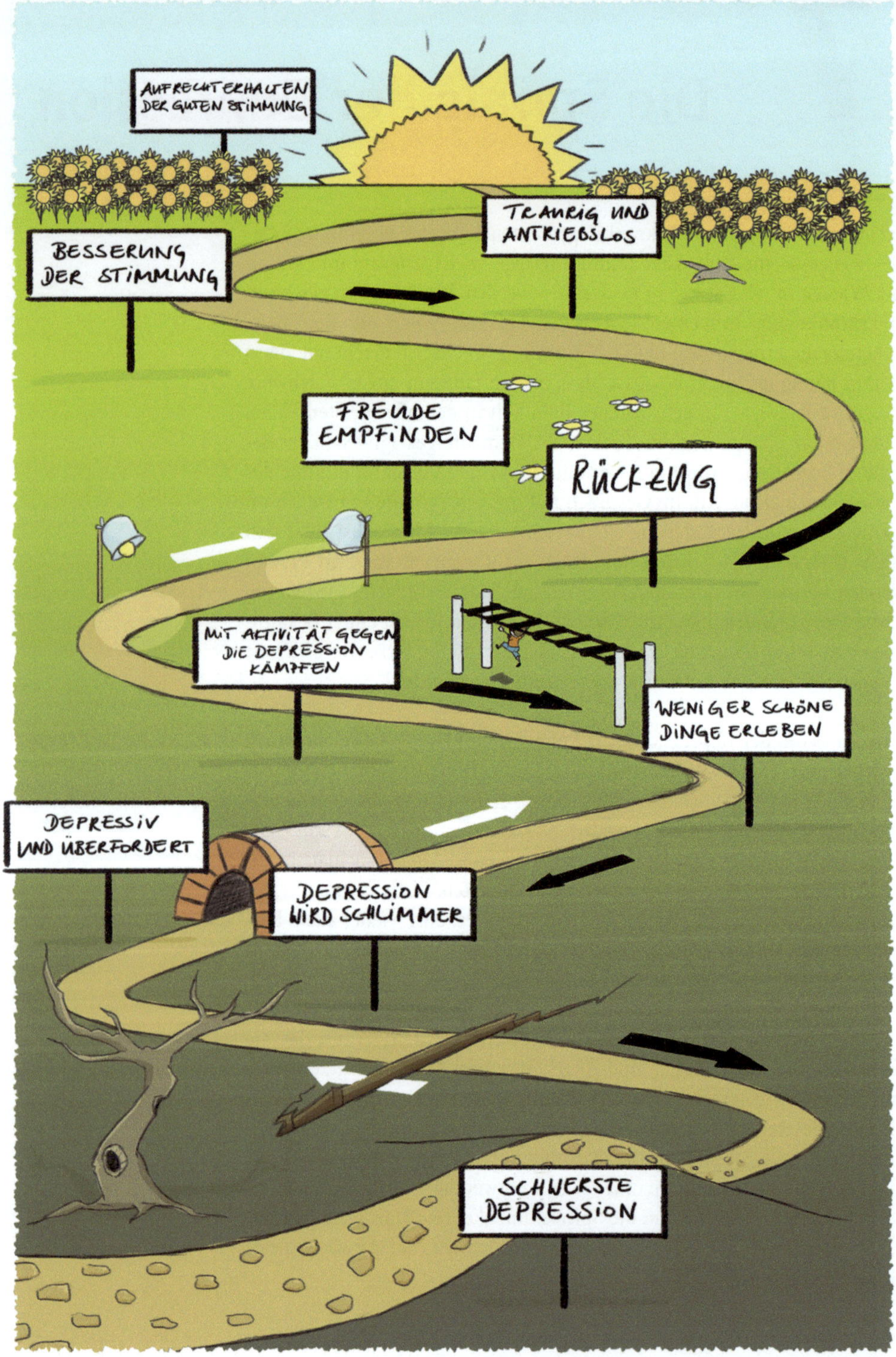

Abb. 7 Die Spirale der Depression

um der Abwärtsspirale vorzubeugen. Ein Morgentief fesselt mich ans Bett? Raus aus dem Bett und einen Morgenspaziergang unternehmen. Eine Liste mit angenehmen Aktivitäten kann sinnvoll sein. Was hat mir früher am meisten Spaß gemacht? Was ist mit meinen momentanen Mitteln und meiner Situation realisierbar? Wobei können mich meine Angehörigen unterstützen? Was muss ich tun, um mich zu überwinden? Dieses bewusste **Wahrnehmen der eigenen Stimmung** und das **Entgegenwirken durch positive Ereignisse** können bewirken, dass die Abwärtsspirale gestoppt werden kann. Eine solche Spirale ist in ➤ Abb. 7 dargestellt. Auf der linken Seite findet sich der aus insgesamt fünf Schritten bestehende Weg aus der Depression heraus, auf der rechten Seite führt der Weg ebenfalls über fünf Schritte hinab in eine schwerste Depression.

NUN SIND SIE GEFRAGT!

Versuchen Sie es selbst einmal! Stellen Sie eine Liste von zehn Dingen auf, die Sie richtig gerne machen. Bewahren Sie die Liste Ihrer positiven Aktivitäten an einem Ihnen gut zugänglichen Ort auf und rufen Sie sie sich im Bedarfsfall wieder in ihr Gedächtnis.

KAPITEL

8 Die Spirale der Manie

Im Unterschied zum häufig schleichenden Beginn einer depressiven Episode entwickelt sich die Manie meist deutlich rascher. Das macht ein schnelles Gegensteuern notwendig, um die Spirale der Manie nicht in unkontrollierbare Höhen zu treiben.

Frühwarnzeichen sind essenziell

Das wichtigste Mittel, um gegen eine drohende Manie anzukämpfen, sind die Frühwarnzeichen. Dabei handelt es sich um meist **sehr diskrete Symptome**, die auf einen hypomanen Zustand hindeuten. Diese Symptome sind individuell sehr unterschiedlich, sodass es sehr wichtig ist, seine eigenen Frühwarnzeichen kennenzulernen. Viele Patienten bemerken zunächst ein vermindertes Schlafbedürfnis. Wer eigentlich immer acht Stunden Schlaf benötigt hat, nun aber plötzlich mit vier Stunden auskommt und sich dennoch frisch und munter fühlt, der sollte achtsam sein. Manche Patienten bemerken zuerst eine gehobene Grundstimmung, manche beschreiben Konzentrationsschwierigkeiten. Gelegentlich lassen sich Frühwarnzeichen auch an gewisse Aktivitäten koppeln: Wer sonst nie die Geselligkeit in der Kneipe nebenan sucht und nun einige Abende am Stück Dauergast wird, der könnte sich in einer hypomanen Phase befinden. Wichtig ist hier auch die **Rückmeldung** von Angehörigen (➤ Kapitel 28) oder dem Partner. Ähnlich der im vorangegangenen Kapitel beschriebenen Wahrnehmung des eigenen Körpergewichts fällt es einem selbst oft schwer, Veränderungen an sich zu bemerken.

Schlaf und Reizabschirmung

Die **Wahrnehmung einer Veränderung** ist der erste Schritt, im nächsten müssen Sie geeignete **Gegenmaßnahmen** ergreifen, um ein weiteres Ansteigen der Stimmung zu vermeiden und damit der Gefahr einer Manie entgegenzuwirken. Die Stichworte lauten hierbei Schlaf und Reizabschirmung. Eine Manie brennt den Körper aus, was die Symptome letztlich verschlimmert. Zwingen Sie sich deshalb, zu schlafen. Sagen Sie geplante Dinge ab und ziehen Sie sich zurück. Lassen Sie es ruhig angehen. Wer sich in der Hypomanie ins volle Leben stürzt, der läuft große Gefahr, sich selbst in die Manie zu katapultieren. Versuchen Sie, sich zu entspannen. Bereits jetzt ist der Kontakt zum behandelnden Psychiater sinnvoll, um die Medikation entsprechend anzupassen. Diese kann Ihnen nun beispielsweise auch beim Schlafen hilfreich werden, zudem sorgt die medikamentöse Anpassung dafür, dass die Gefahr einer Manie gemindert wird. Erfahrene Patienten können mit dem behandelnden Arzt sogenannte medikamentöse Notfallpläne erstellen und wissen ziemlich gut darüber Bescheid, wie sie selbst am besten gegensteuern können.

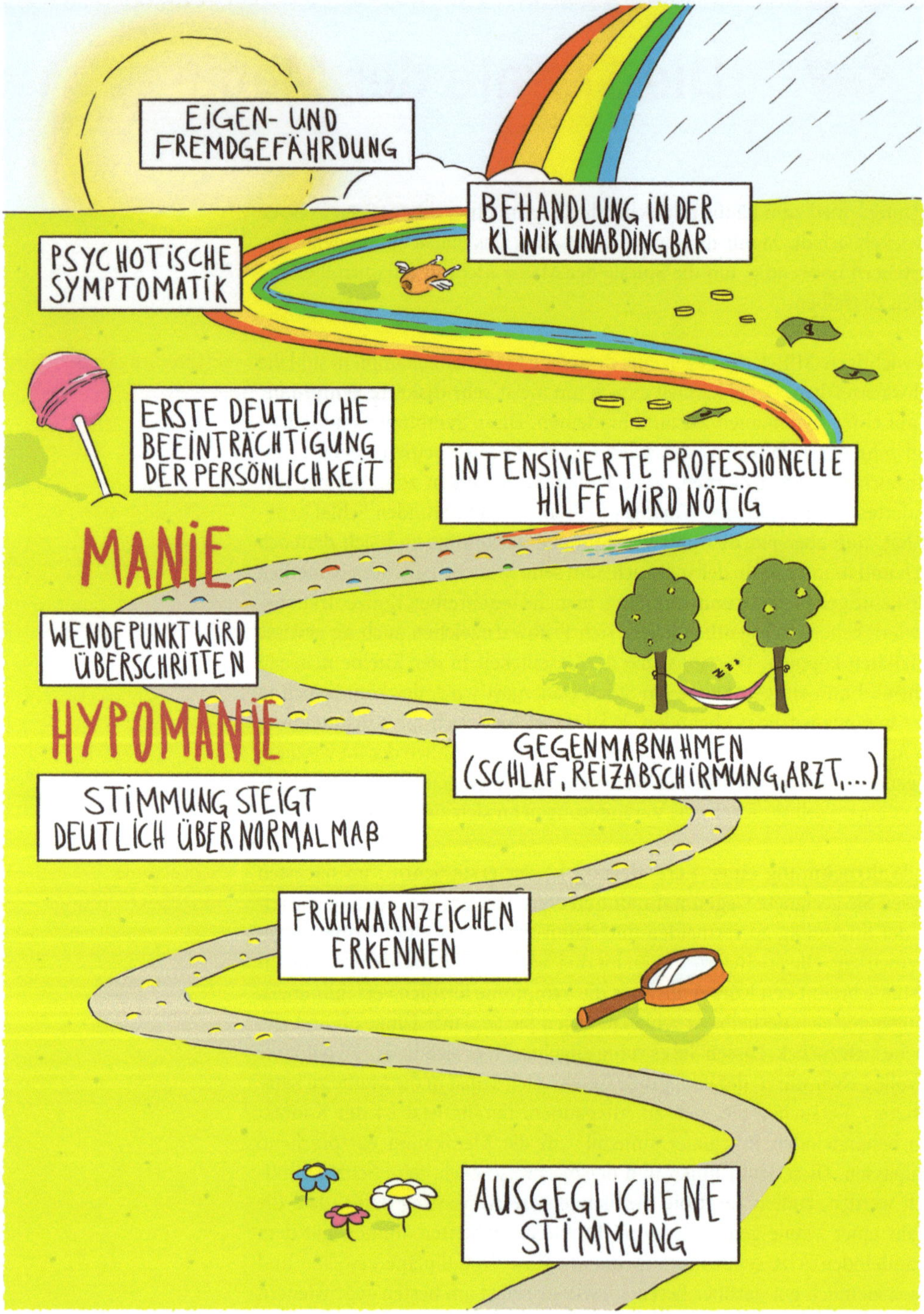

Abb. 8 Die Spirale der Manie

Der kritische Wendepunkt

Der **Übergang von Hypomanie in die Manie** ist fließend und kann rasch erfolgen. An dieser Stelle befindet sich ein heikler Punkt in der dargestellten Spirale der Manie (➤ Abb. 8). Mit zunehmender manischer Symptomatik versagen die eigenen Kontollmöglichkeiten. Es kommt zur ersten deutlichen Beeinträchtigung der Persönlichkeit des Betroffenen, er ist „nicht mehr er selbst“. Spätestens an dieser Stelle wird eine intensivierte professionelle Hilfe notwendig. Diese besteht in einer klinischen Akutaufnahme und der entsprechenden Gabe antimanisch wirksamer Medikamente. Unterbleibt eine solche Behandlung, finden bis dahin dezent vorhandene psychotische Symptome auf dem weiter ausgebrannten Organismus einen idealen Nährboden. Das Vollbild einer psychotischen Manie entsteht. Zu diesem Zeitpunkt gefährden sich viele Patienten bereits selbst oder andere. Häufig kommt deshalb die Polizei ins Spiel, beispielsweise dann, wenn der Betroffene als Fußgänger über die nächstgelegene Autobahn „wandelt“, um seine prophetischen Botschaften zu verkünden. In einem solchen Fall besteht die Möglichkeit, einen Betroffenen auch gegen seinen Willen in der psychiatrischen Klinik aufzunehmen und entsprechend zu behandeln. An die Kontakte mit meinen ersten manischen Patienten werde ich mich wohl mein ganzes Leben erinnern, so eindrücklich sind manche Symptome. Umso erstaunlicher ist es, dass man wirklich dabei zusehen kann, wie sich Symptome, eine entsprechende Akutmedikation vorausgesetzt, wieder zurückbilden. Am Ende eines Nachtdiensts kann man dann meist bereits erste sinnvolle Worte mit einem zuvor unerreichbaren Patienten wechseln. Dennoch steht diese Behandlung ganz am Ende einer Kette von Schritten gegen die Spirale der Manie. Man selbst kann am meisten dazu beitragen, dass es gar nicht erst zu einer solchen Eskalation kommt. Zum Beispiel, indem man konsequent seine Frühwarnzeichen überprüft und bereits gegensteuert, wenn man noch die Möglichkeiten dazu hat.

NUN SIND SIE GEFRAGT!

Was sind Ihre Frühwarnzeichen? Erstellen Sie eine Liste Ihrer persönlichen Frühwarnzeichen und beginnen Sie vom heutigen Tag an, intensiv auf diese zu achten.

KAPITEL

9 Das Stimmungstagebuch

Ein unverzichtbarer Begleiter

Um die entsprechenden Gegenmaßnahmen einsetzen zu können, brauchen Sie ein wichtiges Utensil: das **Stimmungstagebuch**. Es wird Ihnen von nun an ein unverzichtbarer Begleiter sein. Führen Sie es täglich und lernen Sie Ihre Stimmung genau einzuschätzen. Sie können die Vorlage aus diesem Buch kopieren (➤ Tab. 1) oder Ihr eigenes Exemplar anlegen. Ich empfehle Ihnen, ein kleines Heft anzulegen. Zunehmend mehr Patienten führen ein Stimmungstagebuch auf ihrem Smartphone. Achten Sie hier unbedingt darauf, welchem Anbieter Sie Ihre doch sehr persönlichen Daten offenbaren! Um die Eintragungen nicht zu vergessen, sollten Sie jeden Tag zu einer möglichst festen Uhrzeit Ihre Eintragungen vornehmen, etwa vor dem Schlafengehen. Je sorgfältiger Sie Ihre Stimmung selbst überwachen, desto besser können Sie auf Stimmungsschwankungen reagieren.

Wie man das Tagebuch ausfüllt

Oben links tragen Sie die aktuelle Kalenderwoche ein. Das ermöglicht es Ihrem Arzt bzw. Therapeuten, einen umfassenden Rückblick auf Ihre zurückliegende Stimmungslage zu gewinnen und somit Medikation und Psychotherapie besser auf Sie anpassen zu können.

Tab. 1 Das Stimmungstagebuch

Kalenderwoche Nr.	MO	DI	MI	DO	FR	SA	SO
Stimmung							
+ 5							
+ 4							
+ 3							
+ 2							
+ 1							
Ausgeglichen							
− 1							
− 2							
− 3							
− 4							
− 5							
Wie viele Stunden Schlaf?							
Medikation genommen?							
Zusatzmedikation genommen?							
Welche Aktivitäten?							
Besonderheiten?							

Stimmungsskala

Darunter sehen Sie eine **Stimmungsskala.** Sie reicht von schwerster Manie (+ 5) bis schwerster Depression (– 5). Der Bereich von + 1 bis – 1 steht dabei für gewöhnliche Stimmungsschwankungen, wie sie jeder Mensch haben darf und soll. Gefährlich wird es in jedem Fall an den beiden Enden der Skala: Eine + 5 oder – 5 sollte Anlass dazu geben, sich in der nächstgelegenen psychiatrischen Klinik vorzustellen. Sie können neben die Zahlenwerte gerne Ihre persönlichen Symptome der jeweiligen Stufe schreiben, sofern Ihnen diese bereits bekannt sind. Nach rechts hin machen Sie nun täglich ein Kreuzchen am entsprechenden Tag. So entsteht im Lauf der Woche eine kleine Verlaufskurve Ihrer Stimmung. Am Ende einer Woche sollten Sie die Kreuzchen zu einer Kurve verbinden. Unter der Stimmungskurve notieren Sie täglich die jeweilige **Schlafdauer** der letzten Nacht. Diese ist für viele Patienten ein sehr gut messbarer Parameter für die aktuelle Stimmungslage.

Medikation

Darunter tragen Sie täglich die jeweils genommene **Medikation** ein, die Spalte darunter ist für Ihre möglicherweise eingenommene **zusätzliche Medikation** reserviert. Notieren Sie insbesondere Abweichungen von der Ihnen verschriebenen Medikation (sei es, weil Sie diese bewusst oder unbewusst vergessen haben) oder neu durchgeführte Anpassungen der Medikation. Sie können dazu das von uns Ärzten verwendete System nutzen und beispielsweise 1–0–1–1 schreiben, wenn Sie ein Medikament morgens, abends und zur Nacht einnehmen (mittags keine Einnahme, deswegen „0"), oder eine eigene Schreibweise wählen. Wir werden noch ausführlich über die medikamentöse Behandlung sprechen, sodass etwaige Fragen damit im Verlauf dieses Ratgebers beantwortet werden sollten.

Aktivitäten

In der Spalte mit den **Aktivitäten** schildern Sie in Stichworten Ihren Tagesablauf und eventuelle Besonderheiten. So kann man in der Therapie die so wichtige **Handlungsebene** direkt besprechen und Sie selbst haben eine gute Rückmeldung darüber, welche Aktivitäten Ihnen guttun und welche nicht. Das Feld **Besonderheiten** ist für Notizen an Sie selbst oder Ihren Arzt bzw. Therapeuten reserviert.

Ein Beispiel

Man muss das Führen eines solchen Tagebuchs üben. Gerade zu Beginn haben manche Patienten Schwierigkeiten damit, ihre Stimmung entsprechend einschätzen zu können. Die nachfolgende E-Mail des Patienten an seinen Freund gibt Ihnen Gelegenheit, zu prüfen, ob Ihnen das Konzept des Stimmungstagebuchs klar geworden ist:

„Das war vielleicht wieder eine turbulente Woche! Am Montag war noch alles in bester Ordnung. Ich habe mich ausgeglichen gefühlt und bin nach 8 Stunden herrlichem Schlaf frisch und fröhlich zur Arbeit. Die aktuelle Medikation scheint also ganz gut eingestellt zu sein. Abends war ich noch im Kino und war wirklich begeistert, ich hatte dir ja schon geschrieben, den Film musst du dir unbedingt ansehen! In der Nacht von Montag auf Dienstag habe ich nur 6 Stunden schlafen können, etwas zu wenig für mich. Vielleicht die Aufregung vor der Geburtstagsfeier am Abend. Es lief dann aber alles ganz gut, schade, dass du nicht dabei sein konntest. Ich habe etwas viel getrunken, da sollte ich ja eigentlich aufpassen, hat mir mein Arzt geraten. In der Nacht habe ich nur 4 Stunden schlafen können und dann habe ich mir gedacht, ich lasse wegen des Restalkohols lieber die Tablette am Morgen

weg. Ein großer Fehler! Ich hätte es eigentlich wissen müssen! Meine Stimmung stieg sprunghaft an, ich befand mich eindeutig in der Hypomanie. Auf der Arbeit habe ich unzählige Projekte begonnen, konnte aber irgendwie keines davon so richtig abschließen. Die Kollegen meinten bereits, ich würde so schnell und viel reden, dass sie mir kaum folgen können. Ich habe mich an meine Therapie und die Spirale der Manie erinnert und habe dann lieber alle weiteren Unternehmungen für den Tag abgesagt, obwohl ich wirklich Lust darauf hatte. Neben meinen normalen Medikamenten habe ich auch meine Bedarfsmedikation eingenommen und mich ins Bett gelegt. Das hat gewirkt! 9 Stunden konnte ich schlafen und habe mich am nächsten Tag wieder viel ruhiger und ausgeglichener gefühlt. Ich habe mir weiter Ruhe gegönnt und bin nicht zur Arbeit gegangen. Am Freitag habe ich mich etwas schlechter gefühlt, ich habe viel gegrübelt und darüber nachgedacht, wie ich aus dem kleinen Loch wieder herauskomme. Aber irgendwie konnte ich mich zu gar nichts aufraffen. Ich hab schon in der Nacht lange wach gelegen, bevor ich einschlafen konnte. Am Samstag ging es dann wieder bergauf. Stell dir vor, ich war nach der langen Zeit endlich mal wieder joggen. Das hat mir wirklich gutgetan. Den Rest des Tages habe ich im Park verbracht, ein wirklich schöner Tag, auch wenn ich teilweise noch ganz schön gegrübelt habe. Der Sonntag war dafür umso schöner, meine Familie hat mich besucht und wir haben einen wirklich entspannten Tag zusammen verbracht. Ich habe mich wohl- und ausgeglichen gefühlt.“

NUN SIND SIE GEFRAGT!

Hätten Sie das Stimmungstagebuch des Beispielpatienten (➤ Tab. 2) ähnlich ausgefüllt? Welche therapeutischen Konsequenzen kann er aus seiner Woche für sich ziehen?

Was wir aus dem Tagebuch lernen können

Ein Beispieltagebuch für die Woche des Patienten zeigt ➤ Tab. 2. Bereits aus diesem einfachen Beispiel lassen sich einige **therapeutische Konsequenzen** ableiten. So ist das Stimmungstagebuch nicht nur unverzichtbares Dokumentationsmittel, es lässt sich damit jede Woche direkt therapeutisch arbeiten. Im Falle des Beispielpatienten beschreibt dieser eine hypomane Phase im Zusammenhang mit seiner Geburtstagsfeier. Ereignisse wie Geburtstage oder andere Stress verursachende Termine können Stimmungsschwankungen hervorrufen. Hinzu kommt die Tatsache, dass der Patient, wie er selbst zugeben muss, etwas zu viel getrunken hat. Suchtmittel jeder Art können ebenfalls Einfluss auf die Stimmung haben. Aus Sorge vor einer Wechselwirkung hat er zudem seine Dauermedikation für den Morgen nach der Feier ausgesetzt. Ein Fehler, wie er schon im Verlauf des Tages feststellen muss. Es gelingt ihm jedoch unter konsequenter Beachtung einer Reizabschirmung und ausreichendem Schlaf, eine drohende manische Phase abzuwenden. Hierzu greift er auch auf die vorher mit seinem Arzt vereinbarte Bedarfsmedikation zurück. Nach Abklingen der Hypomanie fällt er in eine leichte bis mittelgradige Depression, kann sich jedoch durch Anwendung positiver Aktivitäten wie dem Joggen selbst wieder in einen normalen Stimmungsbereich bringen. Sie sehen an dieser Stelle, wie mächtig ein solches Stimmungstagebuch sein kann, wenn man es konsequent führt. Für die nächste Woche hat unser Beispielpatient jedenfalls dazugelernt.

Tab. 2 Das Stimmungstagebuch – ein Beispiel

Kalenderwoche Nr. 22	MO	DI	MI	DO	FR	SA	SO
Stimmung							
+ 5							
+ 4							
+ 3			X				
+ 2							
+ 1		X					
Ausgeglichen	X			X			X
– 1						X	
– 2					X		
– 3							
– 4							
– 5							
Wie viele Stunden Schlaf?	8	6	4	9	7	8	8
Medikation genommen?	Quetiapin 1–0–1	Quetiapin 1–0–1	Quetiapin 0–0-1	Quetiapin 1–0–1	Quetiapin 1–0–1	Quetiapin 1–0–1	Quetiapin 1–0–1
Zusatzmedikation genommen?	keine	keine	Lorazepam 2x1mg	keine	keine	keine	keine
Welche Aktivitäten?	Arbeit, abends Kino	Arbeit, Geburtstagsfeier	Viele neue Projekte	Nicht zur Arbeit, Ruhe	Nicht zur Arbeit, nichts gemacht	Schöner Tag im Park	Entspannter Tag mit Familie
Besonderheiten?	Keine	Etwas viel Alkohol	Keine	Keine	Keine	Joggen, tat mir sehr gut!	Keine

NUN SIND SIE GEFRAGT!

Sie haben in diesem Kapitel gelernt, wie unverzichtbar ein Stimmungstagebuch ist. Fangen Sie also gleich heute an, eines zu führen. Wenn Ihre Stimmung über den Tag rasch wechseln sollte, dann macht es Sinn, die Stimmung kleinschrittiger zu protokollieren. Sie sollten dann aus dem hier vorgestellten Wochenprotokoll ein Tagesprotokoll machen und jede Stunde Eintragungen vornehmen.

KAPITEL

10 Die psychotherapeutische Behandlung der Bipolaren Störung

Therapieformen

Unter dem Begriff Psychotherapie wird eine Reihe unterschiedlicher Verfahren zusammengefasst, die bei psychischen Erkrankungen angewendet werden können. Unterschieden werden Einzel- von Gruppentherapien. In der **Einzeltherapie** besteht die therapeutische Arbeitsbeziehung zwischen dem Therapeuten und dem Patienten, in der **Gruppentherapie** sind mehrere Patienten in einer Arbeitsgemeinschaft zusammengefasst, die auch unabhängig von dem sie betreuenden Therapeuten miteinander arbeitet, zum Beispiel durch den Austausch eigener Erfahrungen. In den meisten Fällen werden ambulante Psychotherapien in Deutschland von niedergelassenen Psychotherapeuten durchgeführt, die überwiegend einen psychologischen oder einen ärztlichen Hintergrund haben. Es werden verschiedene Therapieverfahren angeboten, wobei die nachfolgenden Therapieformen die häufigsten bzw. anerkanntesten darstellen. In Deutschland werden die Kosten dafür in der Regel von den Krankenkassen übernommen.

10.1 Kognitive Verhaltenstherapie

Verhalten ändern

Der Verhaltenstherapie liegt die Tatsache zugrunde, dass unser alltägliches Verhalten erlernt ist. Wir bleiben an der roten Ampel stehen, weil wir gelernt haben, dass wir sonst einen Unfall verursachen können. Eine Depression wird durch falsches Verhalten aufrechterhalten, zum Beispiel durch das bereits erwähnte Rückzugsverhalten. Durch das Trainieren angemessener Verhaltensweisen – eben nicht die Bettdecke über den Kopf ziehen, sondern positive Aktivitäten unternehmen – wird Verhalten verändert, der Patient kann aus der Spirale der Depression entkommen. Analog dazu lernen bipolare Patienten eine drohende Manie abzuwenden – eben indem man nicht den in der Hypomanie auftauchenden, inneren Impulsen folgt, sondern sich Ruhe und Schlaf gönnt und sich somit von weiteren Reizen abschirmt.

Diese **Verhaltensänderung** lernt der Patient durch die entsprechenden Übungen und im Rahmen von Einzelgesprächen. Dabei gibt der Therapeut keine Anweisungen im klassischen Sinn. Die Erkenntnis, dass durch eine Verhaltensänderung letztlich eine ausgeglichenere Stimmung möglich ist, entwickelt der Patient im Verlauf der Therapie selbst. Der Zusatz **kognitive Verhaltenstherapie** besagt, dass sich diese Veränderungen auch abseits der Handlungsebene in der gedanklichen Ebene zeigen. Fühlen, Denken und

Handeln sind eng miteinander verknüpft. Sowohl Depression als auch Manie lassen sich auf allen drei Ebenen behandeln. Wer seine Stimmung im Normbereich halten möchte, muss lernen, diese Ebenen zu kontrollieren und beispielsweise depressions- oder manifördernde Gedanken abzulegen.

Viele Tageskliniken, also Kliniken mit sehr intensiven Therapieprogrammen, bieten ein verhaltenstherapeutisches Setting an, da sich dieses auch gut mit einer Gruppentherapie kombinieren lässt. Auch dieses Buch basiert auf verhaltenstherapeutischen Ansätzen. Durch das Umsetzen kleiner Verhaltensänderungen soll am Ende seelische Stabilität erreicht werden. Befürworter dieser Therapieform verweisen auf die in Studien gezeigte Wirksamkeit und die zeitlich rasch einsetzende Wirkung.

10.2 Tiefenpsychologie und Psychoanalyse

Den Dingen auf den Grund gehen

Einen anderen Ansatz verfolgt die **Tiefenpsychologie**. Hier wird nach den Ursachen für eine psychische Störung aufgrund von zurückliegenden Konflikten und Entwicklungsstörungen gesucht. Die fälschlicherweise häufig zur Tiefenpsychologie gerechnete **Psychoanalyse** ist eine Therapieform, in der mithilfe von Übertragung auf den Therapeuten versucht wird, verdrängte Gefühle zu analysieren und anschließend im Rahmen der Therapie zu lösen. Diese von Sigmund Freud entwickelte Therapie wird mit ihrem sinnbildlichen „sich auf die Couch legen“ von vielen Laien als häufigste Therapieform wahrgenommen, hat heutzutage jedoch an Stellenwert verloren.

Beide Therapieformen sind **nicht für den Akutfall geeignet**. Es handelt sich um teilweise langwierige Verfahren die, vor allem im Fall der Psychoanalyse, im Einzelfall über einige Jahre mehr als 100 Stunden in Anspruch nehmen können. Befürworter dieser Therapieformen weisen vor allem auf die Möglichkeit der Ursachenbekämpfung hin, die ihrer Ansicht nach in der Verhaltenstherapie zu kurz kommt. Das kann bei hartnäckigen depressiven Phasen durchaus sinnvoll sein. Aus meiner persönlichen Sicht heraus benötigen bipolare Patienten jedoch verhaltenstherapeutische Techniken, um sich selbst regulieren zu können. Ich empfehle daher in der Regel eine verhaltens- oder schematherapeutische Behandlung.

10.3 Schematherapie

Muster verändern

Die **Schematherapie** ist eine Weiterentwicklung verhaltenstherapeutischer Therapieverfahren und erweitert diese um Konzepte, die zum Teil auch in der

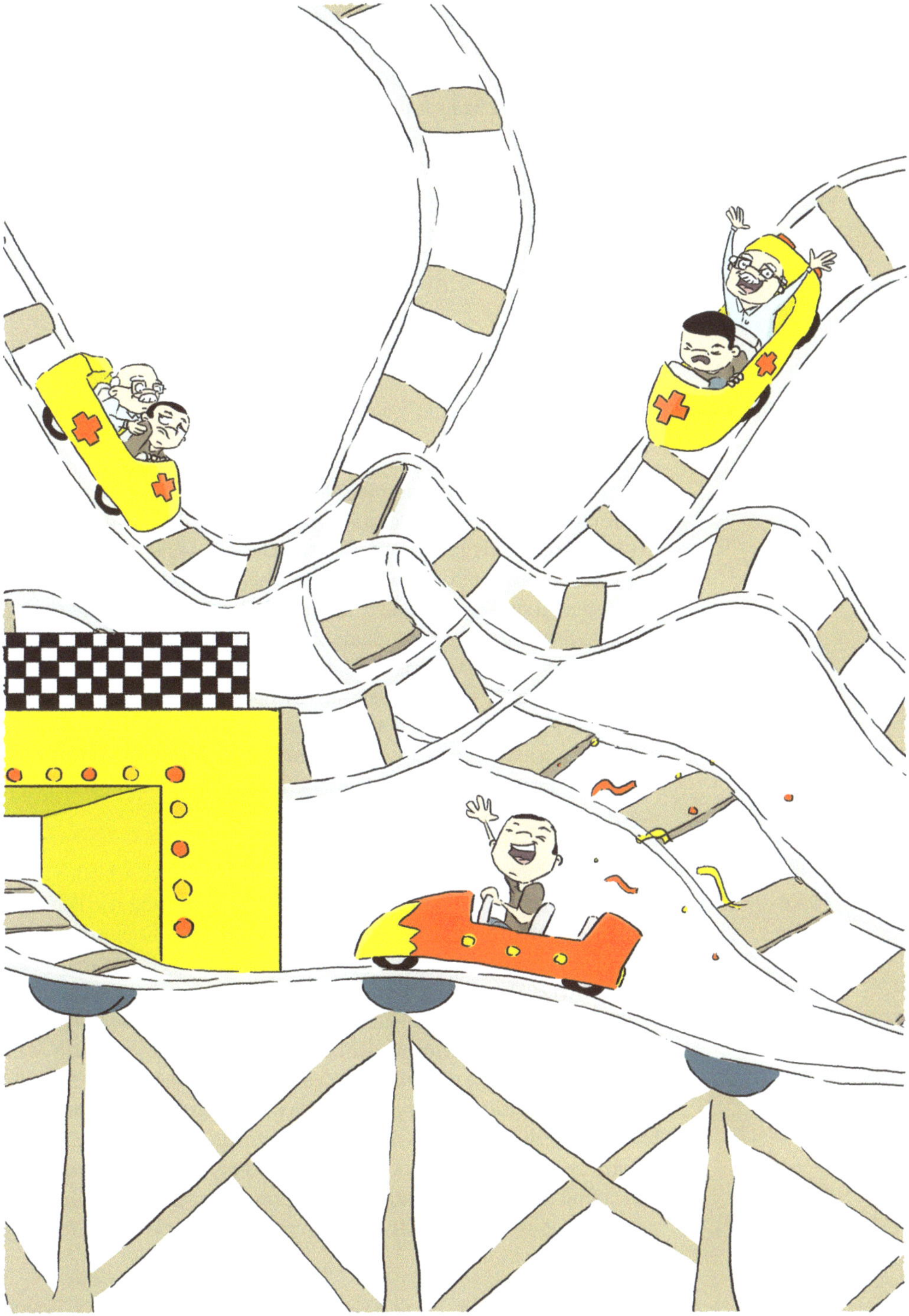

Abb. 9 Psychotherapie – eine anfangs begleitete Achterbahnfahrt

Tiefenpsychologie angewendet werden. Sie stellt damit für bipolare Patienten einen guten Kompromiss zwischen beiden Therapieverfahren dar. Die Schematherapie sucht nach erlernten Grundschemata, also sich wiederholenden Verhaltensweisen, die die seelische Gesundheit vordergründig aufrechterhalten, meist jedoch schädlich sind. Das kann zum Beispiel ein Rückzugsverhalten sein, um nicht in Interaktion mit anderen Menschen treten zu müssen. Die zentrale Frage kann dann lauten: Warum zeigt der Patient ein derartiges Verhalten und welche Vor- und Nachteile bringt es ihm? Die Schematherapie sucht nach Ursachen in der früheren Lebensgeschichte und bietet, ganz verhaltenstherapeutisch, alternative Verhaltensweisen an.

10.4 Allgemeines

Was man beachten sollte

Eine **ambulante Psychotherapie** sollte in jedem Fall frühzeitig vereinbart werden, da Patienten mitunter mit langen Wartezeiten rechnen müssen. In der Regel kommt der Patient zur wöchentlichen Therapiestunde in die Praxis des Psychotherapeuten. Die Krankenversicherungen übernehmen zunächst die Kosten für die ersten Stunden. Dann stellt der Psychotherapeut einen Antrag auf Fortsetzung der Behandlung und weitere Kostenerstattung durch die Krankenkasse. Normalerweise gibt es hier bei der Bipolaren Störung keine Schwierigkeiten. Je nach Schwere der Symptomatik sind im Durchschnitt 25 bis 50 Therapiestunden notwendig, sodass die meisten Therapien etwa 6 Monate oder länger in Anspruch nehmen. Das gilt für verhaltenstherapeutische Verfahren. **Tiefenpsychologische Therapieverfahren** benötigen hingegen, wie bereits erwähnt, meist wesentlich mehr Zeit.

Ablauf einer Psychotherapie

Der Ablauf einer solchen Psychotherapie ist individuell verschieden und unterscheidet sich von Therapeut zu Therapeut. Am Anfang der Behandlung steht aber, sofern noch nicht anderweitig erfolgt, eine diagnostische Abklärung der Symptomatik. In ➤ Kapitel 4 haben Sie bereits erfahren, dass die diagnostische Abgrenzung der Bipolaren Störung manchmal recht umfangreich werden kann. Eine gute und ausführliche Erhebung der bisherigen Lebensgeschichte ist ungemein wichtig, um zum Beispiel versteckte Manien entdecken zu können (beispielsweise eine Phase mit vermehrten Sexualkontakten und übertrieben häufigem Ausgehen). Im Anschluss wird die Behandlung entsprechend den individuellen Bedürfnisse geplant. Der eine Patient braucht mehr Aufklärung über seine Erkrankung, beim anderen stehen vermehrt Übungen zur Überwindung der Depressionsspirale an, ein dritter Patient benötigt vor allem Hilfe bei seinen rasch einsetzenden Stimmungsschwankungen.

Das **übergreifende Therapieziel** der Bipolaren Störung wird folgendermaßen definiert: **Euthymie**, also der „Normalzustand" der Stimmung mit natürlichen „Hochs" und „Tiefs" im Rahmen gewöhnlicher Stimmungsschwankungen, wie sie jeder Mensch haben darf und soll (Bereich von + 1 bis – 1 im Stimmungstagebuch). Entscheidend ist hier die Mitarbeit des Patienten, schließlich soll dieser das Gelernte im Alltag auch nach Abschluss der Psychotherapie weiterhin allein umsetzen. Der Therapeut verlässt mit zunehmender Behandlungsdauer immer mehr den Sitz neben dem Patienten in dessen Gefühlsachterbahn und überlässt ihm im Verlauf immer mehr das Steuer (➢ Abb. 9).

Zu diesem Zweck werden üblicherweise bereits während der Psychotherapie regelmäßige Hausaufgaben aufgegeben. Sie merken bereits: Dieses Buch ist einer Therapiestunde recht ähnlich. Nach dem Lesen dieses Ratgebers werden Sie einen umfassenden Überblick darüber haben, was Sie im Rahmen einer Psychotherapie erwarten wird. Denn eines steht ganz klar fest: Eine **erfolgreiche Behandlung** der Bipolaren Störung ohne Psychotherapie ist nicht möglich.

NUN SIND SIE GEFRAGT!

- Welche Erfahrungen haben Sie mit Psychotherapie?
- Welches Therapieverfahren käme für Sie aufgrund dieser kurzen Beschreibungen am ehesten infrage?
- Kennen Sie die Erfahrungen anderer mit Psychotherapie?
- Welche Vorstellung hatten Sie bislang von Psychotherapie?

KAPITEL

11 Zusätzliche Therapieverfahren

Die bereits vorgestellten Psychotherapietechniken sind nicht die einzigen, die bei der Behandlung der Bipolaren Störung zum Einsatz kommen. In diesem Kapitel soll deswegen auf zusätzliche Therapieverfahren eingegangen werden, die meist neben der primären Psychotherapie eine wichtige Rolle spielen.

11.1 Ergänzende Therapieverfahren

Kreativität und Entspannung

Auf **ergänzende Therapieverfahren** treffen wir vor allem im Rahmen einer klinischen oder tagesklinischen Behandlung. Sie greifen bestimmte Aspekte der primären Psychotherapie auf und führen diese auf einer anderen Ebene fort. Ergänzende Verfahren sind unter anderem Ergo-, Gestaltungs-, Musik- und Tanztherapie. Sie ergänzen die Psychotherapie, indem sie zusätzliche Aspekte in die Behandlung einbringen. So lernt der Patient in der **Ergo- und Kunsttherapie** zum Beispiel, dass er mit etwas Anstrengung in der Lage ist, seine Ziele umzusetzen und etwas Kreatives herzustellen. Das kann ein schönes Bild sein oder die selbst getöpferte Vase für einen Strauß Blumen auf dem Esstisch zu Hause. Einigen Patienten gelingt es hier erstmals, ihre Probleme zu benennen, ganz ohne darüber sprechen zu müssen. In der **Musiktherapie** lernen Patienten, Emotionen und Gefühle wahrzunehmen und musizieren in der Gemeinschaft. Die **Tanztherapie** ergänzt die Psychotherapie um die Wahrnehmung des eigenen Körpers und kann einen sehr entspannenden Aspekt haben. Nicht alle Therapieverfahren eignen sich für jeden Patienten gleichermaßen. Sie sind jedoch, gerade in der Klinik oder Tagesklinik, effektive begleitende Verfahren.
Entspannungsverfahren zur Stressreduktion haben einen sehr wichtigen Stellenwert, wir werden diese später in > Kapitel 26 noch ausführlicher kennenlernen.

11.2 Klinische Hypnose

Unter Entspannung therapeutisch arbeiten

Schlägt man Patienten vor, mit ihnen eine **Hypnose** durchzuführen, kommen fast immer Einwände. Der Grund dafür ist recht einfach auszumachen: Fast jeder stellt sich unter Hypnose das vor, was wir aus dem Fernsehen oder von fragwürdigen Hypnoseveranstaltungen kennen. Da werden Menschen

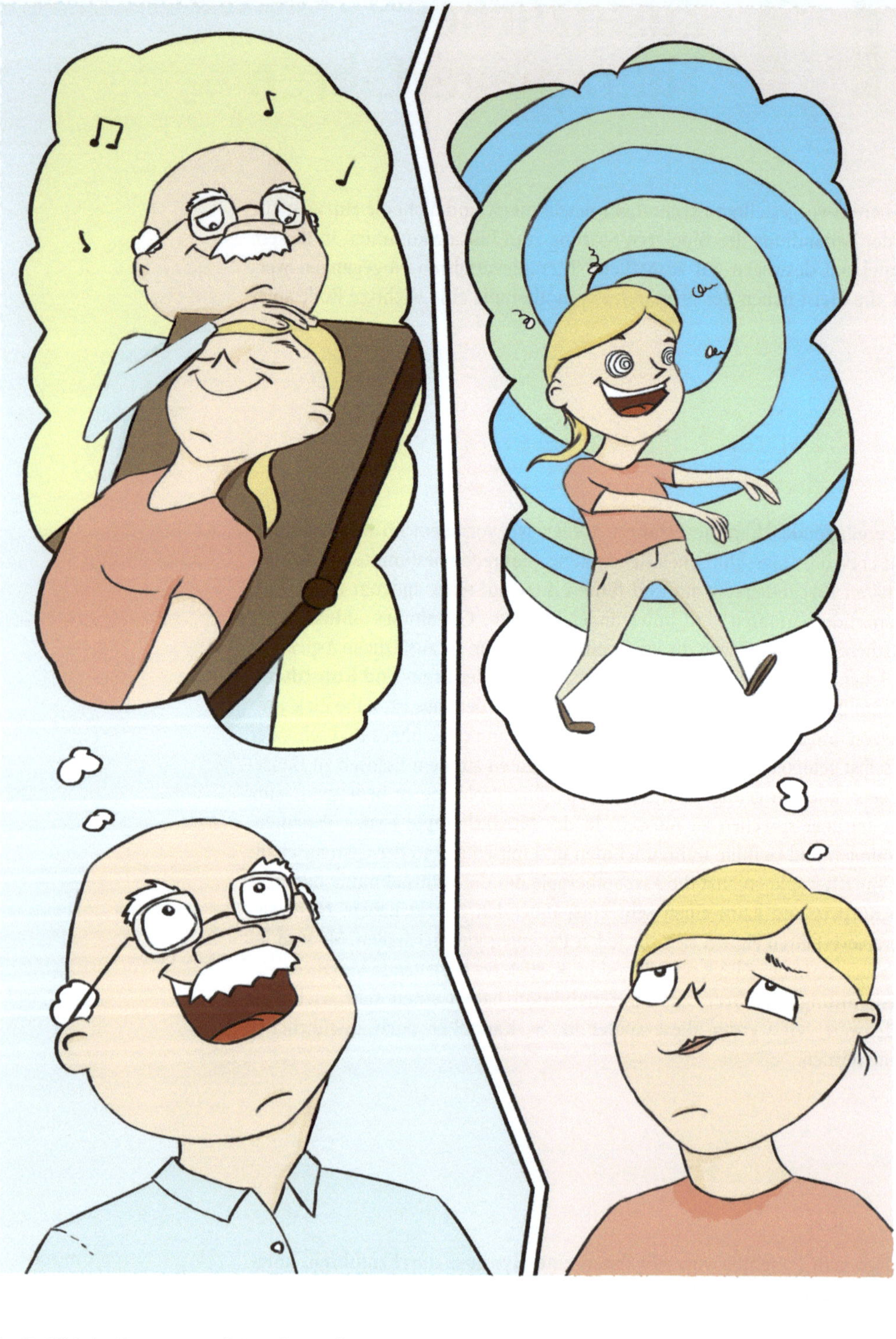

Abb. 10 Klinische Hypnose – Realität und Vorstellung

zum Beispiel willenlos gemacht und dazu gezwungen, wie ein Huhn zu gackern. Mit einem Hypnotiseur verbindet man meist unheimliche Charaktere mit stechendem Blick, die einen mit einem Fingerschnippen bewusstlos zu Boden gleiten lassen können. Ein solcher Show-Hypnotiseur hat jedoch keine therapeutische Ausbildung und viele seiner vermeintlichen Hypnosen entpuppen sich als simple Tricks. Mit klinischer Hypnose hat das rein gar nichts zu tun.

Klinische vs. Show-Hypnose

Als **klinische Hypnose** hingegen bezeichnet man eine anerkannte Form der Psychotherapie. Wer sie durchführen will, muss die entsprechende Ausbildung zum Therapeuten für Hypnotherapie absolvieren und darf erst dann Patienten mittels Hypnose behandeln. Zur besseren Abgrenzung gegenüber der Show-Hypnose hat sich der Begriff der klinischen Hypnose etabliert. Bei der klinischen Hypnose werden die Patienten mithilfe spezieller Techniken in einen Zustand tiefer Entspannung gebracht. So tief eine solche Entspannung auch sein mag: Die Angst vor einer von einigen befürchteten Bewusstlosigkeit ist unbegründet. Es ist vielmehr eine sehr erholsame Entspannung, wie nach einem langen Schlaf, allerdings mit einem auf Hochtouren laufenden Gehirn. Wie genau klinische Hypnose funktioniert, muss man wirklich selbst einmal erlebt haben. Während der Entspannung hören die Patienten dann überwiegend den Anweisungen des Hypnotherapeuten zu, gelegentlich antworten sie auch auf gestellte Fragen. Dieses Antworten geschieht übrigens auch bei vollem Bewusstsein. Es geht bei der klinischen Hypnose also nicht darum, dem Patienten irgendwelche Geheimnisse zu entlocken, wie vielleicht manch einer annehmen mag (➤ Abb. 10).

Vielmehr ist es nun möglich, im Rahmen dieser tiefen Entspannung therapeutisch mit den Patienten zu arbeiten und beispielsweise Verhaltensänderungen zu bewirken. An dieser Stelle hat die klinische Hypnose sehr viele verhaltenstherapeutische Elemente. Man kann eine solche hypnotische Entspannung aber auch dazu nutzen, zurückliegende Konflikte mit dem Patienten zu bearbeiten und nach möglichen Ursachen einer hartnäckigen depressiven Episode zu suchen. An dieser Stelle zeigen sich einige Elemente der Tiefenpsychologie. Historisch betrachtet haben beide Therapieformen dieselben Wurzeln.

Wie Hypnose wirken kann

Doch wie wirkt Hypnose nun eigentlich genau? Nach einer immer tiefer werdenden Entspannung beginnt der Hypnotherapeut mit der eigentlichen Arbeit am Patienten. Dazu macht er sich **Suggestionen** zunutze. Dabei handelt es sich um Mechanismen der Informationsübertragung in unserem Gehirn. Das Entscheidende dabei: Diese Übertragungen geschehen automatisch und führen in der Folge zu einer ebenfalls automatisch ablaufenden Handlung. Um es etwas anschaulicher zu machen, lassen Sie uns über ein Beispiel von Suggestion sprechen, das Sie vermutlich alle kennen: Wer hat sich nicht schon dabei erwischt? Vor einer wichtigen Prüfung drehen wir unruhig unsere Runden und sprechen uns dabei laut Mut zu. „Du schaffst das schon, ganz ruhig!". Diesen Satz wiederholen wir dann so oft, bis wir wirklich etwas ruhiger werden. Diese Verhaltensweise ist, wenn man so will, eine Art Selbsthypnose. Durch das ständige Wiederholen des Satzes schaffen wir eine Suggestion. In unserem Hirn meldet das für das Hören zuständige Gebiet nun nämlich ganz automatisch an unser restliches Nervensystem: „Ich bekomme hier andauernd den Hinweis, ruhiger zu sein, jetzt sei doch wirklich einmal ruhiger!“. Und tatsächlich: Manch einer kann sich durch ein solches Verhalten etwas beruhigen und die Prüfung entspannter angehen. Es besteht also eine Verknüpfung zwischen unserem Nervensystem für äußere Sinnesreize und dem eigentlich automatisch gesteuerten Nervensystem, das für unsere Aufgeregtheit verantwortlich ist. Durch Suggestionen können wir dieses Nervensystem beeinflussen, obwohl wir eigentlich bewusst keinen Zugriff darauf haben. Das Beispiel schildert natürlich eine recht schwache Form der Suggestion, konnte Ihnen jedoch hoffentlich verdeutlichen, welcher Mechanismus bei einer wesentlich stärkeren klinischen Hypnose wirkt. Im Rahmen der therapeutischen Arbeit können so mittels Suggestionen zum Beispiel Verhaltensänderungen trainiert werden. Die Fähigkeit, sich auf Suggestionen einzulassen, ist von Mensch zu Mensch unterschiedlich. Dem einen fällt es sehr leicht, sich auf eine Hypnose einzulassen, dem anderen schwerer. Generell ist jedoch zu sagen, dass man mit den meisten Menschen sehr gut hypnotherapeutisch arbeiten kann.

Besonderheiten der Hypnosetherapie

Die Behandlung der Bipolaren Störung mittels klinischer Hypnose kann also bei einigen Patienten sinnvoll sein. Es gibt jedoch **einige Besonderheiten** zu beachten: Der Schwerpunkt liegt hier meist auf der Bearbeitung der depressiven Episoden, im Rahmen einer Manie lässt sich keine Hypnose durchführen. Auch als reines Entspannungsverfahren angewendet kann die Hypnose bei der Bipolaren Störung wirksam werden: Es lassen sich zum Beispiel effektive Gegenregulationen bei aufkommenden Frühwarnzeichen der Manie therapeutisch unter Hypnose bearbeiten. Ich habe gute Erfahrungen mit Hypnosebehandlung als zusätzlichem Verfahren im Rahmen einer Verhaltenstherapie gemacht. Aus meiner persönlichen Sicht sollte die Hypnotherapie bei der Bipolaren Störung jedoch nicht vor einer Verhaltenstherapie stehen. Hypnose kann übrigens bei vielen anderen Erkrankungen ebenfalls indiziert sein, etwa bei Angsterkrankungen oder bei der Raucherentwöhnung. In jedem Fall sollten Sie aber zu einem entsprechend ausgebildeten Kollegen, also einem Psychotherapeuten, der klinische Hypnose anbietet, gehen. Dieser muss letztlich entscheiden, ob eine Hypnose sinnvoll ist.

11.3 Soziales Kompetenztraining

Soziale Interaktionen beachten

➤ Kapitel 29 widmet sich ausführlich einem wichtigen Baustein in der Therapie der Bipolaren Störung: dem **sozialen Kompetenztraining**. Wir Menschen sind hoch soziale Wesen und lernen soziale Interaktionen bereits ab dem Zeitpunkt, wenn wir auf die Welt kommen. Es ist ganz klar, dass eine Erkrankung wie die Bipolare Störung, die den Lebensalltag teilweise derart beeinträchtigt, auch starke Auswirkungen auf die sozialen Interaktionen des

Patienten hat. Depressionen und Manien beeinflussen Partnerschaften und nicht selten sind Krankheitsschübe jedweder Richtung Ursprung eines Konflikts. Ebenso kann es zu Schwierigkeiten im Freundes- und Bekanntenkreis kommen. Im sozialen Kompetenztraining erlernen bipolare Patienten solche Interaktionen wieder, um sie dann im Alltag anwenden zu können.

11.4 Elektrokrampftherapie

Hilfreiche Therapie mit schlechtem Ruf

Die **Elektrokrampftherapie (EKT)** wird in Deutschland bei schweren depressiven Erkrankungen eingesetzt, die nicht mehr anders zu therapieren sind. Sie kann also auch im Rahmen schwerer bipolarer Depressionen sinnvoll werden. Der Patient ist dabei in Narkose und wird zusätzlich mit einem Medikament behandelt, das eine Muskelbewegung unterdrückt. Anschließend erhält er kurze Stromstöße, die einen krampfanfallähnlichen Zustand auslösen. Aufgrund der Medikamente bekommt der Patient davon jedoch nichts mit.

Das klingt natürlich etwas mittelalterlich und so gar nicht nach moderner Medizin. In der Öffentlichkeit hat diese Behandlung deshalb einen **sehr schlechten Ruf**. Wissenschaftler sehen das anders und auch viele Patienten widersprechen dem schlechten Bild der EKT. In den USA ist die Elektrokrampftherapie weiter verbreitet. In Deutschland ist man zurückhaltender. Die EKT wird hier nur bei schwerer, therapieresistenter Depression angewendet. Häufig wird das Thema in Literatur und Film auf sehr dramatische Art und Weise dargestellt. Fakt ist jedoch, dass kein Patient einfach so Stromstöße erhält. Die Patienten entscheiden sich nach einer ausführlichen Beratung dazu, diese Therapieform auszuprobieren. Sie erhoffen sich von der Behandlung die Linderung ihrer Depression. Die Elektrokrampftherapie ist heutzutage eine sehr sichere und wenig nebenwirkungsbelastete Behandlung. Erwähnenswert sind vorübergehende Gedächtnisstörungen, die aber durch sachgemäße Durchführung der EKT durch einen erfahrenen Kollegen deutlich reduziert werden können. Es kommt dabei nicht zur Schädigung des Hirngewebes.

Wenn man so will, entsteht das **größte Risiko** einer EKT durch die notwendige Narkose. Dieses allgemeine Narkoserisiko nehmen Patienten auch bei Operationen oder beim Zahnarzt in Kauf. Die Wirkung der Elektrokrampftherapie wird durch das Auslösen eines Krampfanfalls im Gehirn erreicht, eine Therapieform, die in der Medizingeschichte schon lange bekannt ist, auch wenn die genauen Mechanismen noch nicht vollständig verstanden sind. Da der Patient jedoch, wie bereits erwähnt, unter Medikamenten steht, läuft dieser Krampfanfall für ihn unbemerkt ab. Meist erfolgt die Behandlung über einige Wochen, jeweils im Abstand von einigen Tagen. Die EKT kann somit eine sinnvolle Behandlung sein, gerade wenn Medikamente nicht den gewünschten Erfolg bringen.

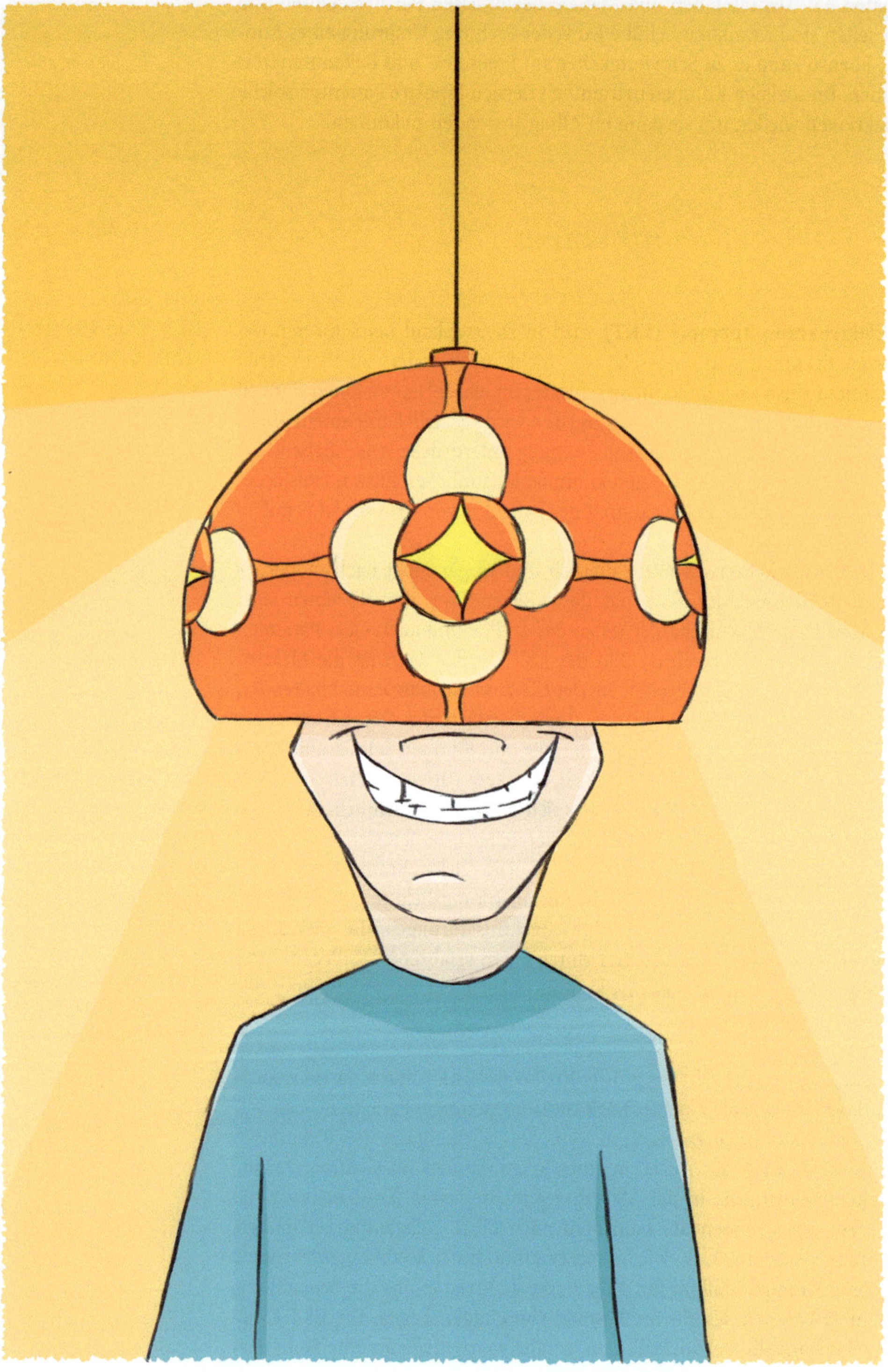

Abb. 11 Lichttherapie für zu Hause?

11.5 Lichttherapie

Saisonale Einflüsse

Bevor die Lichttherapie erläutert wird, soll eine besondere Form bipolarer Erkrankungen angesprochen werden: Die sogenannte **saisonale bipolare Erkrankung**. Unter dem Einfluss von Sonnenlicht produziert der Körper den Botenstoff Serotonin. Dieser spielt eine zentrale Rolle bei der Entstehung und Aufrechterhaltung einer Depression (➤ Kapitel 13). Wenn nun im Herbst die Tage kürzer werden, kann das zu einer depressiven Episode führen. Das Schmuddelwetter bewirkt, dass wir uns vermehrt im Bett aufhalten, die Sonnenexposition nimmt ab und der Körper reagiert mit einem Abfall des Serotoninspiegels. Umgekehrt führen die Frühlings- und Sommermonate zu hypomanen bzw. manischen Episoden. Der Mangel an Sonnenlicht verursacht bei manchen Patienten also meist jährlich auftretende depressive Symptome über die Herbst- und Wintermonate, die im Frühjahr mit erneuter Sonneneinstrahlung wieder abnehmen, um sich dann in Richtung hypomanischer und gelegentlich gar manischer Symptome umzuwandeln.

Durch Licht zu guter Stimmung

Zur Ursachenbekämpfung empfiehlt es sich, dem schlechten Wetter zu trotzen und dennoch **vor die Tür zu gehen**. Selbst bei Regen bekommt unsere Haut wenigstens ein bisschen Licht ab und die **Bewegung** an der frischen Luft **wirkt** ebenfalls **antidepressiv**. Im Herbst und im Winter gilt es, schöne Tage unbedingt draußen zu nutzen. Was gibt es Schöneres, als einen sonnigen Herbsttag in der Natur zu verbringen?

Therapie mit Licht

Sollte die regelmäßige Sonnenexposition dennoch nicht ausreichend sein, so kann über eine **Lichttherapie** nachgedacht werden. Hierzu lässt man den Patienten etwa 30 Minuten lang vor einer entsprechenden Lichttherapie-Lampe sitzen. Die Behandlung wird über die Herbst- und Wintermonate wiederholt durchgeführt. Diese Lampen sind so konzipiert, dass sie so wenig Lichtanteile wie möglich abgeben, die die Haut schädigenden. Eine handelsübliche Glühbirne von zu Hause erreicht diesen Effekt übrigens nicht. Es bringt also wenig, sich allabendlich unter die Stehlampe im Wohnzimmer zu legen (➤ Abb. 11). Der Fachhandel bietet Heimgeräte für den täglichen Gebrauch zu Hause an. Die Kosten für eine Lichttherapie-Lampe in entsprechender Qualität sind jedoch meist sehr hoch. Man kann sich ersatzweise aber auch verpflichten, den Hund des Nachbarn dreimal die Woche nach draußen zu führen, dann erhält man die Lichtdosis beinahe automatisch. Wenn das jedoch nicht ausreicht und Sie bei sich Anzeichen einer saisonal bedingten bipolaren Depression bemerken, sollten Sie mit Ihrem Arzt über eine Lichttherapie sprechen.

Die Effektivität ist begrenzt

Die Effektivität dieser Methode ist allerdings begrenzt und kann häufig nur bei leichten depressiven Verstimmungen einen entsprechenden Wirkeffekt erzielen. Aber Sie sollten es auf einen Versuch ankommen lassen. Und im Frühling? Sollten Sie sich dann lieber im dunklen Keller einschließen, um nicht in eine drohende Manie zu rutschen? Mitnichten, aber Sie selbst können Ihre Sonnendosis reduzieren und entsprechend gegenregulieren, wenn Sie bemerken sollten, dass Ihre Stimmung auf eine Hypomanie zusteuert.

Die beiden vorangegangenen Kapitel haben einen sehr guten Überblick über die verschiedenen Behandlungsmöglichkeiten einer Bipolaren Störung gegeben. Die meisten Patienten kommen mit der primären Psychotherapie (meist Verhaltenstherapie, tiefenpsychologische Verfahren oder Schematherapie) und den entsprechenden ergänzenden Therapieverfahren sehr gut zurecht und können damit wichtige Techniken erlernen, um den **Zustand der Euthymie** dauerhaft zu erreichen.

NUN SIND SIE GEFRAGT!

Ergänzen Sie Ihre Aufzeichnungen aus dem letzten Kapitel um die neuen Informationen über die zusätzlichen Therapieverfahren:

- Welche kannten Sie bereits?
- Welche sind Ihnen völlig neu?
- Welche Therapieverfahren würden Sie in Anspruch nehmen?

KAPITEL

12 Medikamentöse Behandlung – Stimmungsstabilisatoren

Ziele der medikamentösen Behandlung

Während **akuter Krankheitsphasen**, gleich ob Depression oder Manie, ist eine medikamentöse Behandlung eigentlich immer notwendig. Sie dient der Abschwächung der Symptome und verhindert lebensbedrohliche Situationen, wie Suizidversuche oder eigengefährdende Handlungen in der Manie. In den **symptomfreien Intervallen** zwischen den einzelnen Krankheitsepisoden ist die medikamentöse Prophylaxe weiterer Krankheitsepisoden zu besprechen. Die Idee dabei: Die Wahrscheinlichkeit weiterer Krankheitsepisoden erhöht sich mit jeder weiteren Episode, die der Patient durchläuft. Das gilt insbesondere für die Bipolar-I-Störung, weswegen hier meist eine längerfristige stimmungsstabilisierende Behandlung notwendig wird. Aber auch die Bipolar-II-Störung kann von einer medikamentösen Behandlung deutlich profitieren.

Medikamente, die eingesetzt werden

Zur Behandlung einer Bipolaren Störung kommen verschiedene Substanzgruppen zum Einsatz. In diesem Kapitel lernen Sie die verschiedenen **Stimmungsstabilisatoren** kennen. Diese sollen, wie der Name bereits andeutet, die Stimmung stabilisieren. Sie sind der bereits angedeutete Rückfallschutz vor weiteren Episoden. Zudem finden sich darunter auch Medikamente, die bei einer akuten Manie eingesetzt werden können. In diesem Kapitel werden also die **Akutbehandlung** und der **Rückfallschutz** vorgestellt. Mit den in einigen depressiven Phasen notwendigen Antidepressiva wird sich das nächste Kapitel beschäftigen. Außerdem erhalten Sie dort einen kurzen Überblick über ansonsten verordnete Zusatzmedikamente wie beispielsweise Benzodiazepine.

Begleitung durch den Facharzt

Die medikamentöse Behandlung einer Bipolaren Störung sollte idealerweise von einem **psychiatrischen Facharzt** begleitet werden. Während einige unipolar-depressive Erkrankungen teilweise auch von den Hausärzten behandelt werden, braucht es aufgrund der zu beachtenden Feinheiten in der medikamentösen Behandlung der Bipolaren Störung unbedingt einen entsprechenden Spezialisten. Welche Ärzte das genau sind, erfahren Sie in ➤ Kapitel 18 sowie in ➤ Kapitel 19.

Nachfolgend werden die Stimmungsstabilisatoren im Überblick dargestellt. Der besseren Übersicht wegen erfolgt die Unterteilung anhand der verschiedenen Medikamentengruppen. In den einleitenden Kästen erfahren Sie bereits alles Wissenswerte. Wer mehr erfahren will, liest einfach weiter. Die Auflistung erfolgt unter Beachtung der aktuellen **Leitlinie zur medikamentösen Behandlung Bipolarer Störungen**[1]. Diese listet gewissermaßen Be-

[1] DGBS e.V. und DGPPN e.V.: S3-Leitlinie zur Diagnostik und Therapie Bipolarer Störungen. Langversion 2.1. Update vom Februar 2019, letzte Anpassung Mai 2020.

handlungsoptionen auf und bietet somit eine Orientierung für den behandelnden Arzt. Dennoch erfolgt immer eine an den Patienten angepasste Therapie. Die Leitlinie fokussiert primär auf die Bipolar-I-Störung. Die Entscheidung, welche Stimmungsstabilisatoren bei einer Bipolar-II-Störung angewendet werden sollten, beruht nachfolgend auf meinen eigenen Erfahrungen und soll Ihnen einen guten Überblick über das komplexe Thema geben, ohne Sie dabei mit einer allzu wissenschaftlichen Darstellung zu konfrontieren. Dafür ist Ihr Arzt der Experte: Besprechen Sie die Medikation mit ihm. Nach der Lektüre dieses Kapitels werden Sie bereits über ein sehr gutes Grundverständnis verfügen. Die Medikamentennamen bezeichnen übrigens jeweils den Wirkstoff, auf eine Erwähnung von Handelsnamen wurde bewusst verzichtet. Meist haben Sie die Möglichkeit, aus einigen unterschiedlichen Herstellerpräparaten auszuwählen, der Wirkstoff ist bei allen gleich.

12.1 Lithium

KURZÜBERSICHT

Wirkt gut gegen: Stimmungsschwankungen, Manien, Suizidgedanken
Wirkt nicht so gut gegen: Depressionen
Gegen welche Form der Erkrankung: Bipolar-I-Störung
Wirkweise: noch nicht vollständig erforscht
Vorteile: sehr wirksam in der Phasenprophylaxe
Nachteile: kein Akutmedikament, wirkt allein nicht ausreichend antidepressiv, nicht bei Kinderwunsch, schädigt die Schilddrüse, schädigt die Niere, Trinkmenge muss kontrolliert werden, Vergiftung möglich
Fazit: nach ausführlicher Abwägung der Nebenwirkungen ein durchaus sinnvolles Medikament

Lithium hilft bei …

Lithium sind Sie bestimmt schon mal begegnet, sei es im Periodensystem der Elemente oder in Form des Akkus Ihres Mobiltelefons. In Medikamenten zur Behandlung einer Bipolaren Störung liegt Lithium hingegen als Salz vor. Dieses Salz hat Einfluss auf die Nervenzellen des Gehirns, wobei man im Gegensatz zu anderen Medikamenten die genauen Wirkmechanismen noch nicht vollständig verstanden hat. Man orientiert sich deshalb an den Symptomen, die Lithium verändert. Es wirkt gegen Manien, wobei der Effekt etwas verzögert eintritt (Lithium kann nicht über das Blut gegeben und muss daher erst vom Körper verstoffwechselt werden). Lithium eignet sich deshalb nicht so gut für die Akutbehandlung. Gegen Depressionen ist es allein nicht ausreichend wirksam. Hier bedarf es unbedingt einer weiteren Medikation in Form eines Antidepressivums. Es zeigt sich jedoch sehr effektiv gegen Suizidgedanken, weswegen es bei schweren unipolaren Depressionen gelegentlich ebenfalls eingesetzt wird. Bei der Bipolaren Störung kommt es nur bei der Bipolar-I-Form zur Anwendung. Die **beste Wirkung** hat Lithium **auf Stimmungsschwankungen**. Als sogenanntes **Phasenprophylaktikum** genießt es einen sehr guten Ruf. Es gibt verschiedenste Darreichungsformen, wobei meist retardierte Präparate verwendet werden. Diese geben den Wirkstoff kontinuierlich ab und erreichen so konstantere Wirkspiegel.

Was die Packungsbeilage verrät

Einen eher schlechten Ruf hat Lithium bezüglich seiner **Nebenwirkungen**. Der Blick in die Packungsbeilage schreckt viele Patienten ab. Dazu sollten wir zunächst über das Zustandekommen einer solchen Packungsbeilage sprechen. Der Hersteller ist rechtlich dazu verpflichtet, alle während der Zulassung des Medikaments beobachtbaren Nebenwirkungen vollständig aufzulisten. Wenn etwa ein Studienteilnehmer während der Studie verstorben ist, muss dies in der Packungsbeilage aufgeführt werden, auch wenn sich nicht vollständig klären ließ, ob tatsächlich das Medikament oder etwa ein Herzinfarkt den Tod verursacht hat. Man kann schließlich nicht vollständig ausschließen, dass nicht auch das Medikament einen Herzinfarkt verursacht hat, auch wenn das sehr unwahrscheinlich erscheint. Dementsprechend sollte man sich von solchen, meist als „sehr selten" deklarierten Nebenwirkungen nicht abschrecken lassen. Entscheidend sind relevante Nebenwirkungen, insbesondere bei Lithium.

Relevante Nebenwirkungen von Lithium

Lithium hat leider einen Einfluss auf den Stoffwechsel der Schilddrüse, bei vorbekannten **Schilddrüsenerkrankungen** darf Lithium deshalb nicht angewendet werden. Zudem sind regelmäßige Kontrollen der Schilddrüse notwendig, damit eventuelle Veränderungen nicht übersehen werden. Häufig ist bereits bei unauffälligen Befunden die Einnahme von zusätzlichen Schilddrüsenhormonen zu empfehlen. Lithium wird über den Urin ausgeschieden und verursacht bei längerer Anwendung **Schäden an den Nieren**. Auch hier sind fortlaufende Kontrollen notwendig. Da es sich beim Einsatz als Phasenprophylaxe meist um einer Dauertherapie handelt, müssen Langzeitpatienten mit dieser Nebenwirkung rechnen. Lithium ist ein Medikament, das möglichst gut dosiert werden sollte, da es bei Überdosierung zu einer Vergiftung kommen kann. Patienten müssen sich deshalb häufiger Blut abnehmen lassen, um die entsprechenden Dosisspiegel feststellen zu lassen. Außerdem müssen Patienten unbedingt ihre Trinkmenge beachten und auf jeden Fall ausreichend trinken, gerade an heißen Tagen. Kommt es zu starkem Händezittern, Schwindel, Erbrechen und Benommenheit, so liegt eine **Lithiumvergiftung** vor, ein medizinischer Notfall, der unbedingt im Krankenhaus behandelt werden muss.

Vor- und Nachteile müssen gründlich abgewogen werden

Sind Sie nach dem Lesen des letzten Absatzes abgeschreckt? Das ist durchaus nachvollziehbar. In gewisser Weise ist man bei Lithium in einem gewissen Dilemma. Es ist ein hervorragendes Medikament zur Phasenprophylaxe, allerdings können, gerade bei längerer Anwendung, **schwere Nebenwirkungen** auftreten und beispielsweise Niere und Schilddrüse geschädigt werden. Es handelt sich hierbei um mögliche Nebenwirkungen im Verlauf der Behandlung. Es gibt viele Patienten, die für lange Zeit sehr gut mit Lithium zurechtkommen. Anfängliche Nebenwirkungen in Form von Händezittern, Übelkeit und Potenzstörungen sind meist vorübergehend und können durch die richtige Dosis sogar ganz vermieden werden. Nebenwirkungsfreie Patienten sind von Lithium meist sehr überzeugt und können sich gut mit den zusätzlichen Untersuchungen arrangieren. Mehr als bei anderen Medikamenten zur Behandlung der Bipolaren Störung sollte eine Entscheidung für – oder gegen – Lithium also individuell und nach ausreichender Aufklärung und Bedenkzeit getroffen werden. Bei guter Verträglichkeit kann es entscheidend dazu beitragen, dass die Bipolare Störung im Zaum gehalten werden kann.

12.2 Lamotrigin

KURZÜBERSICHT

Wirkt gut gegen: Depressionen, Stimmungsschwankungen
Wirkt nicht so gut gegen: Manien
Gegen welche Form der Erkrankung: Bipolar-II-Störung (Bipolar-I-Störung)
Wirkweise: verringert Erregbarkeit des Gehirns (Antiepileptikum)
Vorteile: sehr wirksam gegen Depressionen, keine Gewichtszunahme
Nachteile: kein Schutz vor Manien, Hautveränderungen (sehr selten, aber relevant), langsames Eindosieren notwendig
Fazit: meist sehr gute Verträglichkeit, gerade bei überwiegend depressiven Episoden eine sehr gute Therapieoption

Lamotrigin und Krampfanfälle

Lamotrigin ist ursprünglich kein psychiatrisches Medikament, sondern stammt aus der Neurologie. Es wird dort eingesetzt, um Krampfanfälle zu behandeln. Bei Krampfanfällen kommt es zu einer elektrischen Übererregung des Gehirns. Lamotrigin sorgt dafür, dass diese Übererregung abgebaut wird, und führt damit sekundär auch zu einer Stabilisierung der Stimmung. Es muss langsamer als andere Medikamente eindosiert werden.

Lamotrigin wirkt bei …

Es wirkt nicht gut gegen Manien, sondern hat seine **Hauptwirkungen im Depressionsbereich**. Allerdings fehlen hier bislang noch weiterführende Untersuchungen, sodass sich in den kommenden Jahren vielleicht diesbezüglich noch etwas ändern könnte. Der klinische Eindruck deckt sich allerdings mit dem aktuellen Wissensstand, sodass Lamotrigin allein nicht bei Erkrankungen eingesetzt werden sollte, die ein hohes Manie-Risiko haben. Das bedeutet, dass man es eher bei der Bipolar-II-Störung als bei der Bipolar-I-Störung einsetzen würde, weil bei Letzterer eine zusätzliche Behandlung zum Schutz vor Manien notwendig wird. Natürlich besteht auch die Möglichkeit, von vornherein auf eine solche Kombinationsbehandlung zu setzen.

Nebenwirkungen von Lamotrigin

Neben den anfänglichen häufigen **Nebenwirkungen** in Form von Kopfschmerzen, Übelkeit und sonstigen unspezifischen Nebenwirkungen muss bei Lamotrigin insbesondere die Entwicklung einer **allergischen Hautreaktion** beachtet werden. Diese sehr seltene Reaktion wird als Stevens-Johnson-Syndrom bezeichnet. Dabei kann es zu einer sehr gefährlichen Veränderung der Haut kommen. Aus diesem Grund finden zu Beginn einer Behandlung mit Lamotrigin häufige Hautkontrollen statt. Beim Auftreten eines Ausschlags sollten Sie unverzüglich einen Arzt kontaktieren. Es handelt sich hier wohlgemerkt um eine extrem seltene Nebenwirkung (etwa 0,1 bis 0,3% der Patienten haben Hautveränderungen), allerdings eine relevante. Lamotrigin wird über die **Leber** verstoffwechselt. Deswegen müssen hier im Rahmen von Routinekontrollen die Blutwerte kontrolliert werden.

Vor- und Nachteile

Der größte Vorteil von Lamotrigin hinsichtlich seiner Nebenwirkungen ist die Tatsache, dass es im Unterschied zu den meisten anderen Stimmungsstabilisatoren **keine Gewichtszunahme** verursacht. Insgesamt habe ich bei meinen Patienten den Eindruck, dass diese Lamotrigin sehr gut vertragen. Insofern ist es, gerade beim Vorherrschen langwieriger depressiver Phasen, also vor allem bei der **Bipolar-II-Störung**, eine sehr sinnvolle Therapieoption.

12.3 Carbamazepin

KURZÜBERSICHT

Wirkt gut gegen: Manien, Stimmungsschwankungen
Wirkt nicht so gut gegen: Depressionen (wegen Nebenwirkungen)
Gegen welche Form der Erkrankung: Bipolar-I-Störung
Wirkweise: verringert Erregbarkeit des Gehirns (Antiepileptikum)
Vorteile: wirksames Reservemedikament
Nachteile: großes Interaktionspotenzial mit anderen Medikamenten, Vergiftung möglich
Fazit: Reservemedikament, wenn beispielsweise die Behandlung mit Lithium nicht erfolgreich war

Carbamazepin und Krampfanfälle

Carbamazepin ist, wie Lamotrigin, ebenfalls ein Medikament gegen Krampfanfälle und wirkt ähnlich auf Stimmungsschwankungen. Carbamazepin wirkt gegen Manien und ist ein **gutes Phasenprophylaktikum**. Zur Depressionsbehandlung wird es nicht gerne verwendet, da es im Bereich der notwendigen Wirkdosis häufig müde macht.

Limitierter Einsatz wegen Nebenwirkungen

Viel entscheidender ist jedoch die Tatsache, dass Carbamazepin mit sehr vielen anderen Medikamenten **Interaktionen** eingeht. Das betrifft etwa Verhütungsmittel („Pille"), aber auch viele psychiatrische Medikamente. Da die medikamentöse Behandlung einer Bipolaren Störung häufig den Einsatz mehrerer Medikamente erfordert, ist dies oft sehr einschränkend. Zudem besteht, ähnlich wie bei Lithium, die Notwendigkeit häufiger Blutentnahmen zur Bestimmung des Medikamentenspiegels, da es hier ebenfalls zu **gefährlichen Überdosierungen** kommen kann. Außerdem besteht das Risiko von Blutbildveränderungen und Änderungen der Elektrolyte im Blut. Carbamazepin wird deshalb nur dann empfohlen, wenn beispielsweise die Behandlung mit Lithium nicht möglich ist oder nicht den gewünschten Effekt erbracht hat. Die Überdosierung kann zu einer **Vergiftung** führen, hier ist bei vorliegenden Warnzeichen wie Verwirrtheit, Müdigkeit oder gar Bewusstlosigkeit unbedingt sofort das nächste Krankenhaus aufzusuchen.

Reservemedikament

Zusammenfassend gesagt ist Carbamazepin vor allem aufgrund seines **Interaktionspotenzials** mit anderen Medikamenten als Reservemedikament anzusehen.

12.4 Valproinsäure

KURZÜBERSICHT

Wirkt gut gegen: Manien, Stimmungsschwankungen, Rapid Cycling
Wirkt nicht so gut gegen: Depressionen
Gegen welche Form der Erkrankung: Bipolar-I-Störung (Bipolar-II-Störung)
Wirkweise: verringert Erregbarkeit des Gehirns (Antiepileptikum)
Vorteile: sehr gute antimanische Wirkung, gut bei Rapid Cycling
Nachteile: nicht für junge Frauen wegen Nebenwirkungen, Gewichtszunahme
Fazit: Reservemedikament, hilfreich bei Patienten mit Rapid Cycling

Valproinsäure und Krampfanfälle

Valproinsäure stammt wie Lamotrigin und Carbamazepin ursprünglich aus der Therapie von Krampfanfällen. Ihre Wirksamkeit liegt ebenfalls im Abbau der Übererregung in den Nervenzellen des Gehirns.

Valproinsäure wirkt bei …

Valproinsäure hat eine **sehr gute antimanische Wirkung**. Sie bietet keinen antidepressiven Effekt, wirkt jedoch gut gegen Stimmungsschwankungen und darüber hinaus gegen Zustände des sogenannten **Rapid Cyclings**, also schnelle Phasenwechsel von Depression zu Manie. Mehr zu Rapid Cycling erfahren Sie in ➤ Kapitel 14.

Limitierter Einsatz wegen Nebenwirkungen

Mögliche **Nebenwirkungen** sind vor allem gastrointestinale Beschwerden und Müdigkeit, sowie seltener Blutbildveränderungen. Frauen mit bestehendem Kinderwunsch ist von Valproinsäure abzuraten. Es besteht ein großes Risiko für das ungeborene Kind, Fehlbildungen zu entwickeln. Aber auch ohne Kinderwunsch kann es in seltenen Fällen bei jungen Frauen zu einer Erkrankung der Eierstöcke (sogenannte polyzystische Ovarien) kommen. Relevant sind darüber hinaus mögliche Leberveränderungen, Haarausfall und eine Gewichtszunahme von einigen Kilogramm. Letzteres tritt recht häufig auf, sodass man die Patienten entsprechend schulen muss, auf ihre Ernährung zu achten und ausreichend Sport zu treiben.

Reservemedikament

Wenn der Patient das Medikament gut verträgt und mit einer möglichen Gewichtszunahme leben kann, ist Valproinsäure eine **gute Alternative,** wenn die bislang genannten Medikamente nicht den gewünschten Effekt gebracht haben. Gerade für Patienten mit Rapid Cycling ist Valproinsäure eine Überlegung wert. **Bei jungen Frauen** ist es aufgrund der genannten Nebenwirkungen nur sehr eingeschränkt zu empfehlen.

Bis zu dieser Stelle haben Sie bereits vier verschiedene Stimmungsstabilisatoren kennengelernt. Jedes dieser Präparate hat Vor- und Nachteile, zudem ist es sehr wichtig, vor der Therapie mögliche Begleiterkrankungen des Patienten zu erfassen. Ihr behandelnder Psychiater sollte sich also ausreichend Zeit nehmen, um die medikamentöse Behandlung mit Ihnen zu besprechen.

12.5 Neuroleptika

Neuroleptika

Nachfolgend werden wir uns mit einer weiteren Gruppe von Stimmungsstabilisatoren beschäftigen, den **Neuroleptika** oder auch **Antipsychotika**. Diese Bezeichnung beschreibt schon sehr gut den möglichen Einsatz dieser Präparate: Antipsychotisch wirksame Medikamente wirken gegen psychotische Symptome, wie sie vor allem in der Manie, aber auch in der Depression auftreten können. Klassischerweise verwendet man Neuroleptika zur Behandlung psychotischer Störungen, wie beispielsweise der Schizophrenie. Dabei werden **typische Neuroleptika** von **atypischen Neuroleptika** unterschieden. Vereinfacht gesprochen werden heutzutage typische Neuroleptika nur noch zur akuten Behandlung einer bipolar-psychotischen Episode eingesetzt. Sie sind für die Dauerbehandlung einer Bipolaren Störung nicht geeignet. Atypische Neuroleptika hingegen werden auch zur Phasenprophylaxe eingesetzt. Der Schwerpunkt soll deshalb auf den atypischen Neuroleptika liegen. Dennoch möchte ich Ihnen zunächst ein kurzes Beispiel für ein typisches Neuroleptikum vorstellen.

Ein typisches Neuroleptikum

Sie können sich sicher vorstellen, dass es einer Revolution in der Psychiatrie gleichkam, als **typische Neuroleptika** in den 1950er Jahren erstmals eine medikamentöse Behandlung psychotischer Zustände ermöglichten. **Haloperidol** ist ein solches typisches Neuroleptikum. Leider führt die dauerhafte Anwendung von typischen Neuroleptika zu schweren muskulären Nebenwirkungen. Ein Umstand, der die Psychiatrie lange geprägt hat und der beispielsweise in einigen Filmen aufgegriffen wird, wenn Patienten mit speichelndem Mund mit kleinen Schritten über den Gang schlurfen. Leider galt ein solcher nebenwirkungsbelasteter Patient lange Zeit als der typische Psychiatriepatient. Dieser Umstand brachte auch die typischen Neuroleptika in Verruf. Haloperidol ist ein sehr wirksames Mittel, um eine psychotische Manie zu durchbrechen, es sollte jedoch nicht dauerhaft angewendet werden.

Atypische Neuroleptika

Die Weiterentwicklung der typischen Neuroleptika führte zu den **atypischen Neuroleptika**. Diese haben keine derartigen gravierenden motorischen Nebenwirkungen und sind daher auch für die **längerfristige Behandlung** einer Bipolaren Störung geeignet. Nachfolgend sollen exemplarisch einige der Vertreter dieser Medikamentengruppe näher erläutert werden. Weitere, hier nicht ausführlich besprochene, aber eingesetzte Medikamente sind Asenapin, Risperidon, Ziprasidon und (mit Einschränkungen) Paliperidon sowie Lurasidon (in Deutschland nicht zugelassen).

12.5.1 Aripiprazol

KURZÜBERSICHT

Wirkt gut gegen: Manien, psychotische Symptome, gemischte Episoden, Stimmungsschwankungen
Wirkt nicht so gut gegen: Depressionen
Gegen welche Form der Erkrankung: Bipolar-I-Störung
Wirkweise: atypisches Neuroleptikum
Vorteile: keine Gewichtszunahme, macht eher nicht müde
Nachteile: teilweise Unruhe, allein kein ausreichender antidepressiver Schutz
Fazit: bei fehlenden Nebenwirkungen ein sehr gutes Medikament für die Prophylaxe, gerade für schwere psychotische Manien und Mischzustände, sofern die antidepressive Mitbehandlung beachtet wird

Aripiprazol hilft bei …

Aripiprazol wirkt sehr gut gegen **Manien** und bei **Mischzuständen**, also Phasen mit zeitgleich vorliegenden depressiven und manischen Symptomen. Wie genau Mischzustände verlaufen, erfahren Sie in ➤ Kapitel 14. Wenn der betroffene Patient das Präparat gut vertragen hat, spricht nichts dagegen, es längerfristig im Sinne einer Prophylaxe einzunehmen. Häufig wird es jedoch zusätzlich zu einer stimmungsstabilisierenden Behandlung, wie zum Beispiel mit Lithium oder Valproinsäure, eingesetzt. **Ganz wichtig** hierbei: Aripiprazol allein kann nur manische Phasen verhindern, nicht aber depressive Phasen. Hier kommt der Betroffene also im Bedarfsfall nicht um ein zusätzliches Antidepressivum (oder die entsprechende anderweitige Prophylaxe) herum.

Relevante Nebenwirkungen von Aripiprazol

Aripiprazol ist zwar ein recht neues Medikament, erbt jedoch eine relevante Nebenwirkung der typischen Neuroleptika: Es **beeinflusst die Motorik** des Patienten. Das kann sich durch vermehrte Unruhe und im Extremfall durch die Unmöglichkeit, still sitzen zu können, äußern. Zudem haben Patienten häufiger **Schlafstörungen**. Sie sollten das Medikament deswegen vorzugsweise am Morgen nehmen. Auf der anderen Seite verursacht dieses Medikament so gut wie gar keine Gewichtszunahme und es macht selten müde, was für viele Patienten ebenfalls sehr entlastend ist.

Modernes Medikament mit limitierten Einsatzmöglichkeiten

Treten keine Nebenwirkungen auf, ist Aripiprazol eine moderne und gut verträgliche **Therapieoption**, auch bei gemischten Episoden. Allerdings bedarf es längerfristig gesehen meist einer zusätzlichen Medikation zum Schutz vor depressiven Episoden.

12.5.2 Olanzapin

KURZÜBERSICHT

Wirkt gut gegen: Manien, psychotische Symptome, gemischte Episoden, Stimmungsschwankungen
Wirkt nicht so gut gegen: schwere Depressionen
Gegen welche Form der Erkrankung: Bipolar-I-Störung

Wirkweise: atypisches Neuroleptikum
Vorteile: wirkt sehr breit gefächert
Nachteile: es ist mit starker Gewichtszunahme zu rechnen
Fazit: aufgrund der starken Gewichtszunahme ein Reservemedikament, zum Beispiel bei schwierigen Mischverläufen

Olanzapin hilft bei …

Olanzapin wirkt sehr gut gegen **Manien**, gegen **gemischte Episoden** und gegen **psychotische Symptome**. Wenn der betroffene Patient das Präparat gut vertragen hat, spricht nichts dagegen, es längerfristig im Sinne einer Prophylaxe einzunehmen. Es wirkt dann sowohl gegen das Wiederauftreten einer Manie als auch gegen depressive Episoden, auch wenn hier ebenfalls meist die zusätzliche Einnahme eines Antidepressivums notwendig wird. Wie schon Aripiprazol wird es häufig auch als zusätzliches Medikament zu einer bereits bestehenden stimmungsstabilisierenden Therapie eingesetzt.

Relevante Nebenwirkungen von Olanzapin

Neben den üblichen, meist passager bestehenden Nebenwirkungen wie **Übelkeit** und **Kopfschmerzen** ist hier vor allem eine **starke Gewichtszunahme** zu nennen. Olanzapin ist unter den atypischen Neuroleptika das am meisten zu einer Gewichtszunahme führende Medikament. Besonders gefährdet sind hier Patienten mit einer zweifachen Behandlung, bestehend aus Olanzapin und Valproinsäure, wie sie etwa bei schweren Mischverläufen angewendet wird.

Eher ein Reservemedikament

Aufgrund der starken Gewichtszunahme ist Olanzapin als **Reservemedikament** zu sehen, etwa bei schwierigen gemischten Verläufen.

12.5.3 Quetiapin

KURZÜBERSICHT

Wirkt gut gegen: Manien, psychotische Symptome, gemischte Episoden, Depressionen, Stimmungsschwankungen
Wirkt nicht so gut gegen: schwere Verlaufsformen
Gegen welche Form der Erkrankung: Bipolar-II-Störung (Bipolar-I-Störung)
Wirkweise: atypisches Neuroleptikum und antidepressiver Effekt
Vorteile: antidepressiver Effekt, gute Wirkung auf beide Pole
Nachteile: es ist mit Gewichtszunahme zu rechnen
Fazit: ein guter „Allrounder", sofern die Gewichtszunahme kontrollierbar bleibt

Quetiapin hilft bei …

Quetiapin ist wirksam gegen **Manien**, bei **Mischzuständen** und gegen **psychotische Symptome**. Ein Arzt mit der notwendigen Erfahrung kann dabei je nach Dosierung andere Schwerpunkte in Bezug auf die Symptome setzen, was das Präparat zu einem sehr guten Medikament machen kann. Wenn der betroffene Patient das Präparat gut vertragen hat, spricht nichts dagegen, es längerfristig im Sinne einer Prophylaxe einzunehmen. Allerdings erfolgt dies meist in Kombination mit anderen Stimmungsstabilisierern, lediglich für die Bipolar-II-Störung reicht der Wirkeffekt von Quetiapin allein häufig schon aus. Zu diesem Zweck stehen retardierte Präparate zur Verfügung. Quetiapin hat einer Sonderstellung innerhalb der Atypika: Der antidepressive Effekt von Quetiapin ist dem eines klassischen Antidepressivums (➤ Kapitel 13.1) recht nahe. Damit ist es breiter aufgestellt als andere Neuroleptika und kann sowohl Einfluss auf depressive Symptome als auch auf manische Symptome nehmen.

Relevante Nebenwirkungen von Quetiapin

Wie schon bei dem Präparat Olanzapin ist mit einer **Gewichtszunahme** zu rechnen. Diese fällt bei Quetiapin nicht ganz so dramatisch aus wie bei Olanzapin, kann aber natürlich ein Problem werden, wenn der Betroffene keine entsprechenden Gegenmaßnahmen ergreift. Quetiapin macht darüber hinaus müde und auch hier sind regelmäßige Blutentnahmen zur Kontrolle der Leberfunktion notwendig. Des Weiteren sollten im Verlauf Aufzeichnungen der elektrischen Aktivität des Herzens (EKG) durchgeführt werden, um potenzielle **Veränderungen des Herzrhythmus** (eine weitere Nebenwirkung) frühzeitig zu erkennen.

Allrounder mit Gewichtszunahme

Quetiapin ist als guter Allrounder zu sehen, der alle relevanten Symptome der Bipolaren Störung abzudecken vermag. Ein Problem ist sicherlich die Gewichtszunahme und die Wirkstärke bei schweren Verläufen, weswegen es meist eher bei der Bipolar-II-Störung eingesetzt wird.

12.6 Allgemeines

Dauer der medikamentösen Behandlung

Stimmungsstabilisatoren werden im Sinne einer Prophylaxe eingesetzt, das heißt, es ist meist eine **längerfristige Einnahme notwendig**. Bei schweren Bipolar-I-Störungen kann dies eine lebenslange Therapie bedeuten. Deshalb ist es umso wichtiger, dass sich Betroffene gut mit ihrem Medikament auskennen und auch über Alternativen informiert sind. So befürchten viele Patienten etwa eine suchterzeugende Wirkung ihrer Stimmungsstabilisatoren. Hier kann Entwarnung gegeben werden: Die erwähnten Medikamente **machen nicht süchtig**.

Regelmäßiger Arztbesuch

Es gibt auch vereinzelte Verläufe der Bipolar-I-Störung, die keine langfristige Behandlung mit einem Stimmungsstabilisator erfordern, und manche Bipolar-II-Störung kommt gar ohne entsprechende längerfristige Medikation aus. Klarheit bringt hier der individuelle Krankheitsverlauf. **Regelmäßige ärztliche Kontakte** sind in jedem Fall zu empfehlen, um die Notwendigkeit einer medikamentösen Behandlung zu überprüfen. Hierbei sollte der Grundsatz „so wenig wie möglich, so viel wie nötig" gelten.

Mit den Nebenwirkungen leben

Etwas einzunehmen, was dick macht, einen Herzinfarkt oder Schlaganfall herbeiführen kann, Diabetes verursacht und außerdem schlecht für die Zähne ist, das überlegt man sich zweimal (➤ Abb. 12). Wenn ich Ihnen aller-

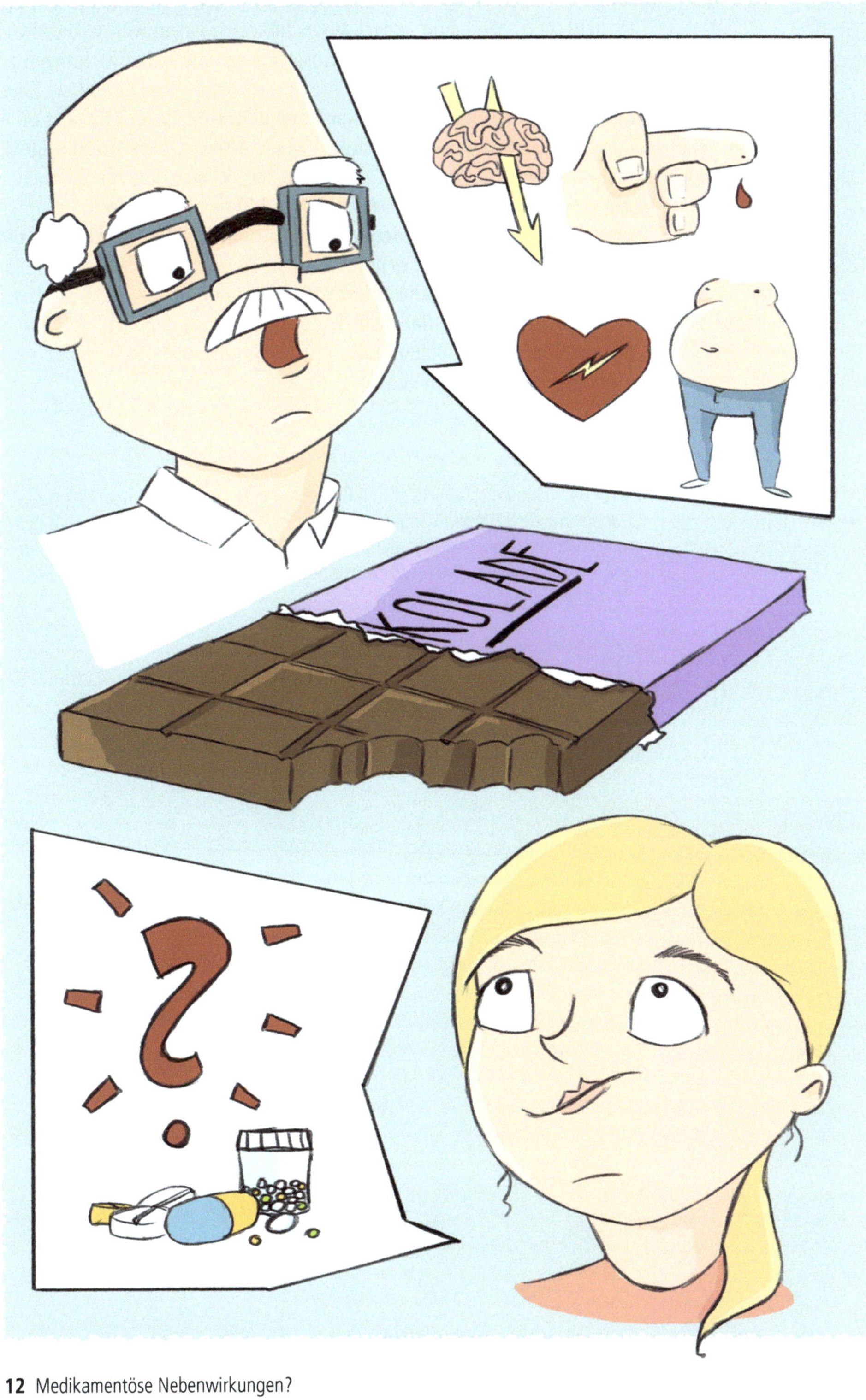

Abb. 12 Medikamentöse Nebenwirkungen?

dings nun sage, dass ich kein Medikament, sondern Schokolade im Sinn hatte, sieht die Sache schon anders aus. Schokolade ist ein wunderbares Genussmittel, man muss es aber richtig einsetzen, um die Nebenwirkungen zu verhindern. Ähnlich ist es auch beim Einsatz von Medikamenten. Eine gute medikamentöse Therapie hilft dem Patienten, ohne dass er Einschränkungen durch Nebenwirkungen hinnehmen muss. Manche **Nebenwirkungen** muss man in Kauf nehmen, man muss deshalb lernen, sich dem Medikament anzupassen und etwa auf seine Ernährung und Fitness achten, wenn man ein potenziell dick machendes Medikament einnimmt. Denn bei der Behandlung Bipolarer Störungen geht es um weit mehr als um Schokolade. Es geht darum, eine potenziell chronische Erkrankung, die eine massive Lebenseinschränkung und schlimmstenfalls gar den Tod bringt, in den Griff zu bekommen. Die medikamentöse Behandlung mit Stimmungsstabilisatoren ist einer der wichtigsten Bestandteile davon.

NUN SIND SIE GEFRAGT!

Welche Stimmungsstabilisatoren haben Sie in diesem Kapitel kennengelernt? Welche Medikamentengruppen kommen zum Einsatz? Vergegenwärtigen Sie sich den Wirkmechanismus dieser Medikamente. Was für Nebenwirkungen können auftreten? Erklären Sie jemandem die Möglichkeiten einer medikamentösen Stabilisierung der Stimmung möglichst ausführlich.

KAPITEL

13 Medikamentöse Behandlung – Antidepressiva und sonstige Wirkstoffe

13.1 Antidepressiva

Es gibt bei der Bipolaren Störung einige Konstellationen, die neben der stimmungsstabilisierenden Medikation die zusätzliche Gabe eines Antidepressivums, also eines spezifisch gegen die Depression gerichteten Medikaments, notwendig machen. Vereinfacht gesprochen ist das immer dann notwendig, wenn die Psychotherapie allein nicht ausreicht, den Betroffenen aus dem „Tief" der Depression zu holen.

Botenstoffe …

Die meisten Medikamente, die nach heutigem Stand zur Behandlung einer Depression eingesetzt werden, basieren auf der Theorie eines Mangels an Botenstoffen. Diese Botenstoffe, gelegentlich auch als **„Glückshormone"** bezeichnet, sind Serotonin, Noradrenalin oder Dopamin. Sie werden vom Körper selbst hergestellt und man weiß heute, dass bei Depressionen ein Mangel an diesen Botenstoffe im Gehirn besteht. Das bedeutet, dass weniger Botenstoffe zur Verfügung stehen, um den normalen Stoffwechsel des Gehirns gewährleisten zu können. Eine wichtige Rolle spielen Botenstoffe bei der Übertragung von Informationen zwischen Nervenzellen (➤ Abb. 13).

… sorgen für eine Verschaltung von Nervenzellen

Nervenzellen im Gehirn funktionieren mit elektrischen Impulsen, vergleichbar mit einem Stromkabel. Doch ein Kabel allein bewirkt noch keine Verschaltung, und hätten wir für jeden möglichen Vorgang in unserem Körper ein eigens dafür zuständiges Kabel, dann müsste unser Organismus riesig sein. Um Information zu generieren, muss eine Verschaltung stattfinden, ähnlich wie die Informationsverarbeitung in einem Computersystem. Unser Körper nutzt deswegen synaptische Verbindungen. **Synapsen** sind einander gegenüberliegende Ausbuchtungen einzelner Nervenzellen. Um das ursprünglich elektrisch erhaltene Signal der ersten Nervenzelle auf die zweite Nervenzelle zu übertragen, schüttet die erste Nervenzelle die bereits erwähnten Botenstoffe aus. Serotonin und andere werden von der zweiten Nervenzelle aufgenommen und die Information wird wiederum elektrisch weitergegeben.

Zu wenig Botenstoffe?

Dieser hochkomplexe Vorgang erfolgt zu jeder Sekunde in den vielen Milliarden Nervenzellen unseres Gehirns. Vom einfachen Wunsch, zum Beispiel den Arm auszustrecken, bis zum Resultat vergeht nur der Bruchteil einer Sekunde. Auch dabei spielt die sogenannte **synaptische Übertragung** eine wichtige Rolle. Was aber passiert, wenn zu wenige Botenstoffe vorhanden sind? Die genauen Ursachen sind noch nicht vollständig erforscht, man kann sich jedoch gut vorstellen, dass die Hauptsymptome der Depression, wie zum

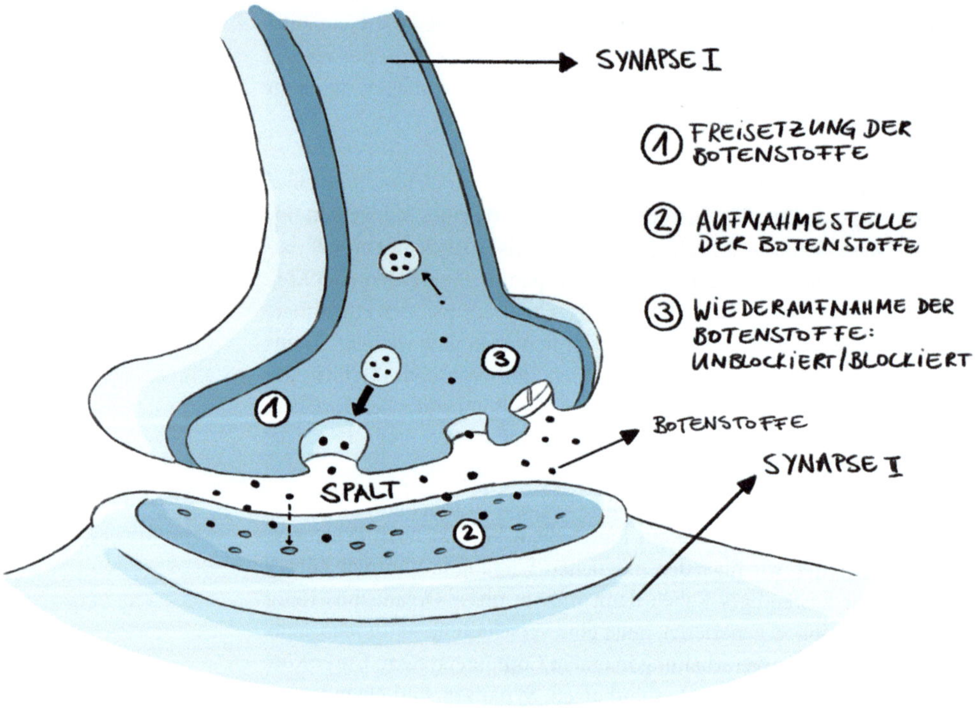

Abb. 13 Wirkweise eines Rückaufnahmehemmstoffs

Beispiel die fehlende Energie und die Lustlosigkeit, durch den **Mangel an Botenstoffen** bedingt sind. Die Übertragung zwischen den Nervenzellen ist verlangsamt und Aktivitäten, die ansonsten leicht erscheinen, wie zum Beispiel das morgendliche Aufstehen aus dem Bett, bereiten depressiven Menschen große Schwierigkeiten.

Therapie entsprechend den Symptomen

Patienten fragen häufig, ob sich dieser Mangel an Botenstoffen nicht messen lässt. Wie praktisch wäre es für die Behandlung der Depression, wenn der Betroffene zum Arzt gehen würde, dort die Konzentration der Botenstoffe gemessen würde und der Arzt dann beispielsweise sagen könnte: „Ihr Serotoninspiegel ist um 20 % zu niedrig, nehmen Sie dieses Medikament für zwei Monate und wir messen dann noch einmal." Auch wenn eine Messung im Nervenwasser, welches das Gehirn umgibt, theoretisch möglich wäre, wäre eine solche Untersuchung zu aufwendig und komplikationsreich, um sie routinemäßig durchzuführen. Eine Messung der Botenstoffe im Blut wäre einfacher, ist aber ebenfalls nur eingeschränkt aussagekräftig, da Hirn und Blut durch eine Barriere voneinander getrennt sind, was Rückschlüsse auf den Stoffwechsel im Hirn erschwert. Zudem reagiert jeder Mensch unterschiedlich auf die Menge an verfügbaren Botenstoffen, sodass man nicht sagen kann, dass eine schwere Depression bei diesem und eine leichte Depression bei jenem Serotoninspiegel entsteht. In der **Behandlung** der Depression wird deswegen auf die **Symptome** und die **Einschränkung der Alltagstauglichkeit** des Patienten geachtet. Liegt dieser nur noch grübelnd und weinend im Bett, spricht das stark dafür, dass zumindest für eine gewisse Zeit Medikamente erforderlich sein werden. In solchen Fällen ist eine alleinige Psychotherapie nicht ausreichend.

Spiegel der Botenstoffe werden erhöht

Bei der Behandlung kommt eine Vielzahl von Medikamenten in Betracht, sodass im Rahmen dieses Buches lediglich Beispiele genannt werden. Die meisten der gängigen Antidepressiva wirken über die indirekte Erhöhung von Botenstoffen wie zum Beispiel Serotonin. Dabei wird das natürliche Recyclingsystem der Synapsen genutzt. Im Zuge der Ausschüttung von Botenstoffen bleibt nämlich immer eine gewisse Menge an Botenstoffen im Spalt zwischen den Nervenzellen übrig, auch wenn die Gesamtmenge an Botenstoffen während einer Depression vermindert ist. Bildlich kann man sich eine solche Synapse wie einen Pilz vorstellen, den man mit dem Fuß antippt und der dann eine kleine Wolke seiner Samen in die Luft stößt. Die erste Synapse weiß nicht, wie viele Andockstellen für Botenstoffe die zweite Synapse hat, und so setzt sie eine große Menge an Botenstoffen frei, von denen allerdings nicht alle an der zweiten Synapse andocken. Der Rest verbleibt im Spalt und wird von der ersten Synapse wieder aufgenommen, gewissermaßen recycelt, um beim nächsten Mal wieder zur Verfügung zu stehen. Für diesen Vorgang, die sogenannte **Rückaufnahme**, sind spezielle Stoffwechselschritte erforderlich. Exakt an dieser Stelle setzen viele Medikamente an. Sie blockieren die Rückaufnahme der Botenstoffe und bewirken dadurch, dass mehr Botenstoffe im Spalt verbleiben und für den normalen Stoffwechselweg zur Verfügung stehen.

Selektiver Serotonin-Rückaufnahme-Inhibitor

Sogenannte SSRIs wie zum Beispiel Citalopram führen also zu einer Erhöhung von Botenstoffen. Was genau die Medikamente bewirken, versteckt sich in der Abkürzung: **SSRI = selektiver Serotonin-Rückaufnahme-Inhibitor**. Eine komplizierte Abkürzung, die sich aber ganz einfach herleiten lässt. **Selektiv** bedeutet in diesem Fall, dass möglichst nur der erwünschte Stoff beeinflusst wird, in diesem Fall Serotonin, für den das zweite S steht. Und RI steht für **Rückaufnahme-Inhibitor**, was so viel wie Rückaufnahmehemmstoff bedeutet. Je nach beeinflusstem Botenstoff ändert sich der zweite Buchstabe in der Abkürzung oder es kommt ein weiterer hinzu. So steht die Abkürzung SSNRI für einen selektiven Serotonin-Noradrenalin-Rückaufnahmehemmstoff, hier werden also gleich zwei Botenstoffe beeinflusst.

Trizyklische Antidepressiva

Die sogenannten **trizyklischen Antidepressiva (TZA)** hingegen waren die ersten zugelassenen Antidepressiva. Sie wirken nichtselektiv und beeinflussen daher gleich mehrere Botenstoffe. Das führt bei einigen Patienten leider auch zu mehr Nebenwirkungen. Bei der Behandlung einer bipolaren Depression spielen sie deshalb heutzutage nur noch eine untergeordnete Rolle. Darüber hinaus existieren zahlreiche weitere Medikamente, die teilweise über andere Mechanismen wirken, deren Darstellung jedoch den Rahmen dieses Ratgebers sprengen würde. Welches Medikament im Einzelfall für welchen Patienten geeignet ist, bedarf unbedingt der ärztlichen Entscheidung und sollte niemals ohne ärztliche Zustimmung entschieden werden. Ich habe schon Patienten kennengelernt, welche die übrig gebliebenem Antidepressiva ihres Partners eingenommen haben. Das ist keine gute Idee.

Gefahr eines Switchs

Bei der bipolaren Depression gilt es nämlich einen ganz entscheidenden Faktor zu beachten: Die **Switch-Gefahr**. Manche bipolaren Patienten reagieren auf den Einsatz eines Antidepressivums mit einer zu schnellen Besserung der Stimmung und können gar in die Manie kommen. Sie schalten gewissermaßen von der Depression in die Manie, was mit dem englischen Wort „Switch" ausgedrückt wird. Die Gefahr eines solchen Umschaltens ist zu großen Teilen abhängig von den Präparaten. So besteht etwa bei vielen **trizyklischen Antidepressiva** ein großes Switch-Risiko. Des Weiteren spielt auch der **individuelle Krankheitsverlauf** eine Rolle. Patienten, die zu schnellen Wechseln zwischen Depression und Manie (sogenanntes Rapid Cycling) neigen, sind eher gefährdet.

Den Switch verhindern

In der medikamentösen Behandlung der Bipolaren Störung gilt es, das Switch-Risiko zu minimieren. Wer als Arzt einen depressiven Patienten in eine unkontrollierbare Manie katapultiert, der handelt fahrlässig. Neben der **Auswahl geeigneter Antidepressiva** mit möglichst geringem Risiko für einen Switch ist die **stimmungsstabilisierende Medikation** entscheidend. Die antidepressive Behandlung einer Bipolar-I-Störung ohne entsprechenden Stimmungsstabilisierer in Form einer Medikation, die der Manie vorbeugt (➤ Kapitel 12), ist unbedingt zu unterlassen. Bei der Bipolar-II-Störung kann man aufkommende Hypomanien eher tolerieren, allerdings macht auch hier häufig eine Kombinationsbehandlung Sinn oder es reicht bereits die alleinige Gabe eines breiter wirksameren Stimmungsstabilisierers, wie beispielsweise Quetiapin. Tritt trotz aller Vorsichtsmaßnahmen eine Manie auf, so ist das Antidepressivum unverzüglich (unter Beachtung gewisser Absetzregeln) abzusetzen, um die Manie nicht noch weiter anzufeuern. Wie Sie sehen, kann die medikamentöse Behandlung der Bipolaren Störung recht knifflig werden, hier sollte definitiv ein Fachmann in Person eines Psychiaters am Ruder sein.

Einnahmedauer

Die **Dauer der antidepressiven Behandlung** einer Bipolaren Störung ist eine Einzelfallentscheidung. Nach einer schweren Episode sollte das Präparat in der Regel für etwa ein Jahr eingenommen werden, dann kann in Rücksprache mit dem behandelnden Arzt eine Reduktion der Dosis oder gar das schrittweise Absetzen der Substanz versucht werden. **In keinem Fall** sollten Sie ein Medikament selbstständig ohne ärztliche Rücksprache einfach absetzen! Die Einnahme wird meist schrittweise reduziert, um sogenannten Absetzphänomenen vorzubeugen. Hierbei können die anfänglichen Nebenwirkungen erneut auftreten.
Eine psychische Abhängigkeit wie bei Suchtmitteln kann übrigens beim Einsatz von Antidepressiva nicht entstehen. Nach Abklingen der depressiven Episode ist nun der weitere Krankheitsverlauf entscheidend. Reicht dem Betroffenen ein Stimmungsstabilisator aus, um nicht mehr in die Depression zu rutschen? Dann ist das Absetzen des Antidepressivums zu empfehlen. Bestehen zwischenzeitlich gar hypomanische oder manische Symptome? Dann ist das Antidepressivum ebenfalls abzusetzen, um die mögliche Gefahr eines Switches zu verhindern.

Ein **Antidepressivum** sollte bei der Bipolaren Störung stets als **kurzfristige Medikation** gesehen werden. Im Idealfall ist der Betroffene bereits durch seinen Stimmungsstabilisator gut gegen Depressionen geschützt. Wenn dennoch eine Depression durchbrechen sollte, kann das Antidepressivum helfen, wieder aus dem Tal herauszugelangen. Anschließend sollte es jedoch wieder abgesetzt werden. Das gilt für den Idealfall. Es gibt aber auch einige Krankheitsverläufe, die eine längerfristige antidepressive Behandlung notwendig machen. Hier lässt sich jedoch ebenfalls meist durch Veränderung des Stimmungsstabilisators eine entsprechende Verbesserung erreichen.

Anfängliche Nebenwirkungen können vorkommen

Der wohlüberlegte Einsatz von Antidepressiva bei der bipolaren Depression ist auch deshalb wichtig, weil jedes eingesetzte Medikament neue potenzielle Nebenwirkungen und Interaktionen verursachen kann. Viele Antidepressiva wirken zudem erst nach einiger Zeit (manchmal erst nach bis zu drei Wochen), weil sich der Körper zunächst auf die Behandlung einstellen muss. Manche Nebenwirkungen treten dagegen leider sofort auf. Das führt dazu, dass sich viele Patienten völlig zu Recht fragen, ob es überhaupt sinnvoll ist, das Medikament einzunehmen. **Häufige anfängliche Nebenwirkungen** bei Antidepressiva sind zum Beispiel Übelkeit, Durchfall, Mundtrockenheit und Nervosität. Das hängt damit zusammen, dass die Medikamente, so modern und spezifisch sie auch sein mögen, immer auch an anderer Stelle im Körper, beispielsweise im Darm, wirken. Oder sie wirken auf andere Botenstoffe, wie im Falle der Mundtrockenheit. Die meisten dieser anfänglichen Nebenwirkungen legen sich jedoch nach einigen Tagen wieder, sodass vielfach zu **Geduld** zu raten ist. Legen sich die Nebenwirkungen nicht, so ist es ratsam, in Absprache mit dem Arzt ein anderes Präparat zu versuchen.

13

Relevante Nebenwirkungen von Antidepressiva

Entscheidend sind **relevante Nebenwirkungen**. Diese sollten immer mit dem behandelnden Arzt besprochen werden, um sie frühzeitig zu erkennen. So gibt es Nebenwirkungen, die man nicht tolerieren sollte, wie beispielsweise Hautausschläge, Blutdruckerhöhungen, massive Gewichtszunahmen oder sexuelle Funktionsstörungen. Letztere sind übrigens auch bei Frauen zu beobachten und sollten Grund zum Präparatwechsel geben. Ansonsten gilt jedoch der **Grundsatz**, sich durch anfängliche Nebenwirkungen durchzubeißen, um schließlich die einsetzende Wirkung abschätzen zu können.

13.2 Benzodiazepine

Ein Medikament für den Notfall

Diese, im Volksmund häufig als **„Beruhigungsmittel"** bezeichneten Medikamente kommen in der Akutbehandlung einer Manie oder Depression und zum Überbrücken der Wartezeit auf die Wirkung eines Antidepressivums zum Einsatz. **Benzodiazepine** sind angstlösend, beruhigend und schlaffördernd. Sie verstärken die Wirkung des Botenstoffs Gamma-Amino-Buttersäure (GABA) im Gehirn. GABA wirkt auf Nervenzellen beruhigend und baut Erregung ab. In der Psychiatrie werden Benzodiazepine immer dann eingesetzt, wenn Anspannungszustände einen Patienten völlig im Griff haben. Das kann zum Beispiel im Falle einer akuten Lebensmüdigkeit sein oder wenn der betreffende Patient im Rahmen seiner manischen Episode sehr aggressiv ist. Benzodiazepine sind jedoch aus mehreren Gründen **nicht für eine Dauertherapie geeignet**. Zum einen beheben Benzodiazepine nicht die Ursache des Symptoms. Sie wirken dämpfend und machen einen Anspannungszustand erträglicher, können jedoch auf keinen Fall eine Psychotherapie oder eine spezifische medikamentöse Behandlung ersetzen. Zum anderen führt eine längerfristige Einnahme zu einer Abhängigkeit.

Fahrtüchtigkeit bei Benzodiazepinen und anderen Medikamenten

Wichtig zu erwähnen ist die Tatsache, dass man **nach der Einnahme** von Benzodiazepinen für die Wirkdauer der Substanz **nicht fahrtüchtig** ist. Ebenso sollten keine gefährlichen Maschinen bedient werden. Bergsteigen ist ebenfalls keine gute Idee. Generell gilt der Grundsatz, dass Sie bei akuten Krankheitsepisoden ohnehin nicht Auto fahren sollten. Sie müssen die Fahrtüchtigkeit immer mit Ihrem Arzt besprechen, da diese auch bei Stimmungsstabilisatoren, die müde machen, eine Rolle spielt.

13.3 Sonstige Wirkstoffe

Umgang mit rezeptfreien Arzneimitteln

Frei verkäufliche Arzneimittel, wie zum Beispiel Baldrian-Präparate zur Behandlung von Schlafstörungen, sind nicht grundsätzlich abzulehnen. Die Einnahme sollte jedoch mit einem Arzt besprochen werden. So kann zum

Beispiel das teilweise bei depressiven Verstimmungen gern verwendete Johanniskraut mit anderen Arzneimittel Wechselwirkungen haben und diese unwirksam machen. Besonders riskant ist das bei der Einnahme von Hormonpräparaten zur Verhinderung einer Schwangerschaft („Pille").

Schlafmittel

Da ein langer und tiefer Schlaf das beste Mittel gegen Manien darstellt, ist gelegentlich der Einsatz sogenannter **Schlafmittel** erforderlich. Im besten Fall wird diese Funktion bereits von einem müde machenden Stimmungsstabilisator übernommen, den die Patienten am Abend einnehmen. Hier kann bei entsprechender Erfahrung seitens des Patienten häufig ein Dosisbereich abgestimmt werden, das heißt der Patient dosiert je nach aktuellem Befinden selbst ein wenig höher, um ausreichend schlafen zu können. Wird kein solcher Stimmungsstabilisator eingenommen, so ist eventuell vorübergehend der Einsatz einer Schlafmedikation notwendig. Benzodiazepine als reine Schlafmedikation sind dabei aufgrund des Suchtrisikos nicht uneingeschränkt empfehlenswert. Es gibt jedoch entsprechend weiterentwickelte Präparate, die sich als Schlafmedikation besser eignen.

Schwangerschaft, Stillzeit und Bipolare Störung

Gerade bei Schwangerschaften und bei stillenden Müttern gibt es einige Besonderheiten zu beachten, da nicht alle Medikamente eingesetzt werden können. Das Thema ist sehr komplex, sodass an dieser Stelle nur folgender Hinweis erfolgen kann: Es gibt heutzutage einige Medikamente, die auch bei einer Schwangerschaft und in der Stillzeit eingesetzt werden können. Besprechen Sie zusammen mit Ihrem behandelnden Arzt einen Kinderwunsch und die Medikation während der Schwangerschaft, damit eine möglicherweise notwendige Umstellung frühzeitig umgesetzt werden kann.

Ich vertrete die Auffassung, dass man während der Schwangerschaft jeden potenziellen **Stress für das ungeborene Kind vermeiden** sollte. Genauso wie man dem Kind im Mutterleib keinen Alkohol und keine Zigaretten zumuten sollte, gilt es, manische oder depressive Episoden zu vermeiden. Eine Medikation, sofern für das ungeborene Kind verträglich, die helfen kann, die Schwangerschaft ohne größere Komplikationen zu bewältigen, würde ich daher nicht pauschal ablehnen. Viele schwangere bipolare Patientinnen setzen unmittelbar nach Bekanntwerden der Schwangerschaft eigenmächtig ihre Medikamente ab und trauen sich aus Angst vor möglichen Konsequenzen nicht mehr zum Arzt. Das geht häufig nicht gut, sodass einige dieser Frauen ohne entsprechenden medikamentösen Schutz im Verlauf hochschwanger mit Depression oder mit manischen Symptomen akut in der Klinik aufgenommen werden. Das muss nicht sein! Mit ausreichender Planung lässt sich jede Schwangerschaft mit der entsprechend verträglichen Medikation kombinieren und der Stress für Mutter und Kind entsprechend gering halten.

Das gilt übrigens auch für die **Zeit nach der Geburt**: Hier sollten Sie sich trotz aller Freude über den Familienzuwachs unbedingt häufiger bei Ihrem psychiatrischen Arzt vorstellen. Durch die hormonelle Veränderung kann sich eine vormals gut kontrollierte Bipolare Störung wieder bemerkbar machen.

Lassen Sie sich beraten!

Zwei sehr große Kapitel liegen nun hinter Ihnen. Ich hoffe, Sie konnten die gewünschten Informationen bezüglich der Medikation mitnehmen. Natürlich kann selbst das ausführlichste Kapitel nicht das individuelle Gespräch mit Ihrem Arzt ersetzen. Suchen Sie deswegen das Gespräch und lassen Sie sich beraten; eine wichtige Grundlage haben Sie durch das Lesen der vorhergehenden Kapitel bereits geschaffen.

NUN SIND SIE GEFRAGT!

Versuchen Sie unter Zuhilfenahme von ➤ Abb. 13 den Vorgang und die Wirkungsweise der besprochenen Antidepressiva zu verstehen. Erklären Sie jemandem den Vorgang möglichst anschaulich. Welche Besonderheiten gilt es bei der Behandlung einer bipolaren Depression zu beachten? Welche zusätzlichen Medikamente spielen eine Rolle?

KAPITEL

14 Verlaufsformen Bipolarer Störungen

Die grundsätzliche Unterscheidung in Bipolar-I- und Bipolar-II-Störung haben wir bereits in > Kapitel 4 getroffen. Der wesentliche Unterschied zwischen beiden Formen ist die Schwere der manischen Symptomatik, die bei der Bipolar-II-Störung nicht über das Niveau einer Hypomanie hinausreicht. Doch es gibt im Krankheitsverlauf noch weitere Besonderheiten zu beachten.

Wann erste Symptome auftreten können

Die Bipolare Störung kann sich, wie in > Kapitel 4 beschrieben, bereits **im Kindes- und Jugendalter bemerkbar** machen. Betroffene können häufig rückblickend Symptome beschreiben, die schon vor Erreichen des 18. Lebensjahres sichtbar waren. Das Problem hierbei: Sowohl Bipolar-I-Störung als auch Bipolar-II-Störung beginnen typischerweise mit depressiven Episoden. Diese lassen sich jedoch nur sehr schwer von einer unipolaren Depression abgrenzen, gerade im Jugendalter. Erschwerend kommt hinzu, dass selbst Manien häufig nicht die Schwere der Manien von Erwachsenen erreichen und deswegen häufig nicht erkannt werden. Zwar kommt es auch bei Jugendlichen (und seltener Kindern) zu gesteigertem Antrieb, Risikoverhalten und mitunter psychotischen Symptomen, häufig führen aber bereits zuvor die Familienstruktur und andere regulierende Gegebenheiten dazu, dass Minderjährige die Spirale der Manie sanfter beschreiten.

Manie bei Erwachsenen

Der **erwachsene Maniker** hingegen hat im Normalfall kein derartiges Kontrollsystem und läuft deswegen häufiger ungebremst in das Vollbild der Manie. Das führt dazu, dass die Bipolare Störung im (Kindes- und) Jugendalter nicht als solche erkannt wird. Zudem sind die Frühsymptome meist wenig charakteristisch: Gedrückte Stimmung, Schlafstörungen, Gefühlsschwankungen und trotziges Verhalten finden sich bei sehr vielen Jugendlichen. Häufig zeigen sich erst beim Blick zurück derartige Auffälligkeiten, die sich in der Jugendphase erwachsener Patienten dann Krankheitsepisoden zuordnen lassen.

Verlauf einer pseudo-unipolaren Depression

Meist haben Patienten, wie bereits erwähnt, anfangs lediglich depressive Phasen. Einige Betroffene können auch über viele Jahre hinweg lediglich depressive Phasen haben und erst im fortgeschrittenen Alter eine Hypomanie oder Manie zeigen. Gelegentlich werden solche manischen Symptome durch den Einsatz starker Antidepressiva ausgelöst. Da zunächst kein Verdacht auf eine Bipolare Störung besteht, sondern der behandelnde Arzt lediglich von einer unipolaren Depression ausgeht, haben die Patienten keinen entsprechenden Schutz durch stimmungsstabilisierende Medikamente und kommen damit bei entsprechender Krankheitsveranlagung leichter in die Manie bzw. Hypomanie.

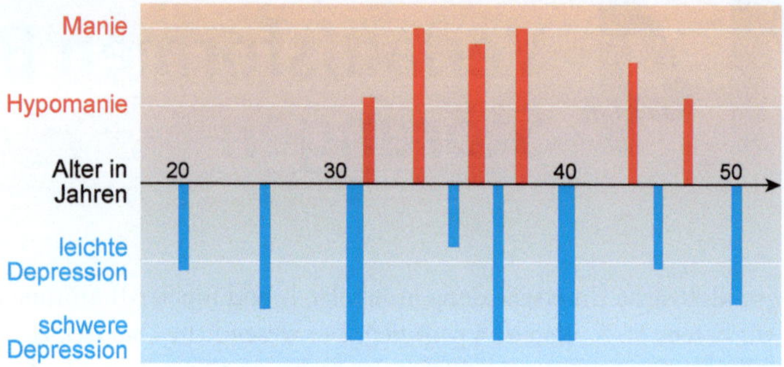

Abb. 14 Verlauf einer pseudounipolaren Depression

Einen solchen exemplarischen Krankheitsverlauf einer sogenannten **pseudounipolaren Depression** zeigt die ➤ Abb. 14. Pseudo bedeutet in diesem Fall, dass in Wirklichkeit eine Bipolare Störung hinter der vermeintlich unipolaren Depression steht. Man sieht hier ganz deutlich, dass der betroffene Patient über zehn Jahre insgesamt an drei depressiven Episoden gelitten hat. Im Alter von 30 Jahren zeigt er nach dem Wechsel einer antidepressiven Medikation erste hypomane Anzeichen unmittelbar nach Abklingen der depressiven Symptomatik. Diese Phasen verstärken sich im Verlauf und wechseln sich von nun an mit weiteren depressiven Phasen ab. Hinter der vermeintlich unipolaren Depression steht also eigentlich eine Bipolar-I-Störung mit schweren Manien und schweren depressiven Phasen.

Häufig stellen Patienten die Frage, ob dann nicht das Antidepressivum die Bipolare Störung verursacht hat. Wäre der Betroffene ohne das Antidepressivum überhaupt jemals manisch geworden? Die Bipolare Störung entsteht aus einer Verletzlichkeit für die Erkrankung heraus (➤ Kapitel 5). Das kann ein belastendes Lebensereignis sein, der Konsum von Drogen oder eben eine antidepressive Medikation, welche eine manische Phase provoziert. Mit anderen Worten: Der Betroffene war bereits bipolar erkrankt, bislang war es jedoch noch nicht so manifest in Erscheinung getreten. Aufgrund des Verlaufs war also nicht ersichtlich, dass es sich um eine Bipolare Störung und nicht um eine pseudounipolare Depression handelt. Von nun an wäre jede antidepressive Behandlung ohne entsprechende Stabilisierung der Stimmung allerdings ein ärztlicher Fehler, zu groß ist das Risiko einer erneuten Manie.

Verlauf einer Bipolar-I-Störung

Den typischen Verlauf einer Bipolar-I-Erkrankung zeigt ➤ Abb. 15. Wieder finden sich zunächst einzelne depressive Phasen. Als Auslöser für die ersten manischen Symptome finden sich hier Lebensereignisse des Patienten in Form der Geburt des ersten Kindes und die nachfolgenden Wochen mit reduziertem Nachtschlaf. Im Verlauf entwickelt sich eine leichte Form der Bipolar-I-Störung. Das ist ebenfalls eine weitere wichtige Erkenntnis: Es gibt **schwere und leichte Verlaufsformen**.

Schwere und leichte Verlaufsformen

Wie am Verlauf der ➤ Abb. 15 zu sehen, ist die Bipolar-I-Störung des Patienten aus dem Beispiel als leichter Verlauf einzuordnen. Nach der anfängli-

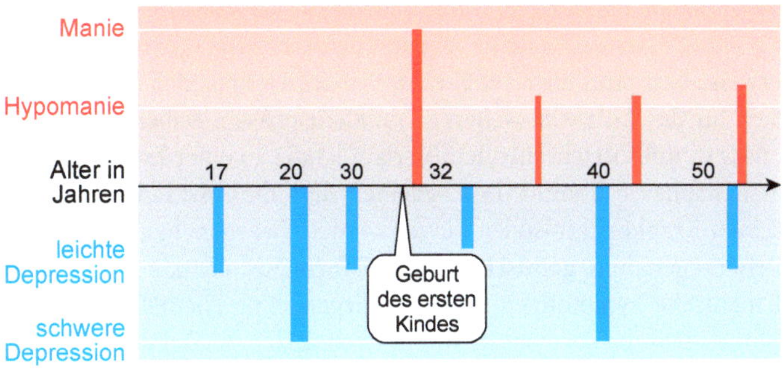

Abb. 15 Verlauf einer Bipolar-I-Störung

chen schweren Manie kommt es nachfolgend zu wenigen weiteren Phasen, die Manien gehen nicht mehr über das Maß einer Hypomanie hinaus. Die Schwere der Erkrankung wird also durch die **Intensität und Häufigkeit** der Phasen bestimmt. Entscheidend ist außerdem die zeitliche **Dauer** der einzelnen Krankheitsepisoden (in den Abbildungen in diesem Kapitel ist die Dauer durch die Breite der Balken dargestellt).

Ein frühes Ersterkrankungsalter und schwere Episoden zu Beginn der Erkrankungen sind ebenfalls der schweren Verlaufsform zuzuordnen. Die leichten Verlaufsformen sind deutlich häufiger als die schweren Verlaufsformen. Die richtige Behandlung vorausgesetzt, kann die schwere Verlaufsform zudem so kontrollierbar werden, dass überwiegend leichte Krankheitsepisoden auftreten. Diese unterscheiden sich ebenfalls in ihrer Intensität und zeitlichen Dauer von den unbehandelten schweren Episoden. Meist zeigt sich eine deutliche Verkürzung der einzelnen Phasen und die Patienten erreichen nicht mehr die jeweiligen Extrempole der Erkrankung. Solche von vornherein leichten bzw. gut behandelten Verlaufsformen lassen sich hervorragend im ambulanten Bereich betreuen. Manch einer dieser Patienten wird zeitlebens um eine stationäre Behandlung herumkommen.

Zwischen den Episoden

Zwischen den einzelnen Episoden erholt sich die Psyche des Betroffenen wieder, er befindet sich wieder im **Zustand der Euthymie**. Allerdings können gewisse Restsymptome auch während der Krankheitsphasen bestehen bleiben, etwa ein verminderter Antrieb. Zudem haben die zurückliegenden Episoden häufig Auswirkungen auf die jeweilige Gegenwart des Betroffenen, sei es in Form von Schulden nach massiven finanziellen Ausgaben, Streitigkeiten mit dem Partner oder des Verlusts des Arbeitsplatzes. Die Therapie sollte an dieser Stelle also nicht aufhören, sondern den Patienten auch in der Phase der Euthymie begleiten und es ihm somit ermöglichen, eventuelle „Scherben" aufzulesen. Mit der richtigen Unterstützung lassen sich so viele Dinge schnell klären, damit der Patient die Phase der Euthymie auch entsprechend genießen kann.

Dauer der einzelnen Episoden

Die einzelnen Krankeitsphasen treten in der Regel alle paar Jahre erneut auf. Depressionen dauern meist einige Monate bis hin zu einem halben Jahr, Manien sind größtenteils deutlich kürzer: Hier liegt der Durchschnitt im Bereich einiger Wochen bis Monate. Dabei handelt es sich jedoch um höchst individuelle Parameter, sodass **keine allgemeingültige Aussage möglich** ist. Typischerweise bestimmt die Häufigkeit der einzelnen Episoden die Wahrscheinlichkeit für das Auftreten weiterer Krankheitsphasen. Dabei ist zu beobachten, dass es mit fortschreitendem Verlauf häufig zu einer Intensivierung der Krankheitsphasen kommt. Das bedeutet, dass die Abstände zwischen den einzelnen Krankheitsepisoden kürzer werden. Bei manchen Patienten kann sich eine sogenannte **gemischte Verlaufsform** ausbilden, bei der depressive und manische Symptome zugleich vorliegen. Eine ebenfalls schwere Verlaufsform stellt das sogenannte **Rapid Cycling** dar, bei dem es zum häufigen und raschen Wechsel der einzelnen Phasen kommt. Im Unterschied zur gemischten Epsiode wechseln dabei Depression und Manie einander ab.

Verlauf einer gemischten Episode

Bei einer **gemischten Episode** liegen nahezu jeden Tag innerhalb eine Woche sowohl Kriterien für eine Manie als auch für eine Depression vor. Patienten mit einer derartigen Form der Bipolaren Störung haben ein großes Risiko für Suizidversuche, da sie im Rahmen einer zu Teilen bestehenden Manie genügend Energie aufbringen, ihre depressiv gefärbten Gedanken anzuerkennen, eine Bilanz zu ziehen und den Suizidversuch durchzuführen.
Den entsprechenden Verlauf bei einer Patientin mit häufigen gemischten Episoden zeigt ➤ Abb. 16. Ein solcher Krankheitsverlauf entspricht einer schweren Bipolar-I-Störung mit wiederholten gemischten Episoden. Derart schwere Verläufe treten allerdings eher selten auf.

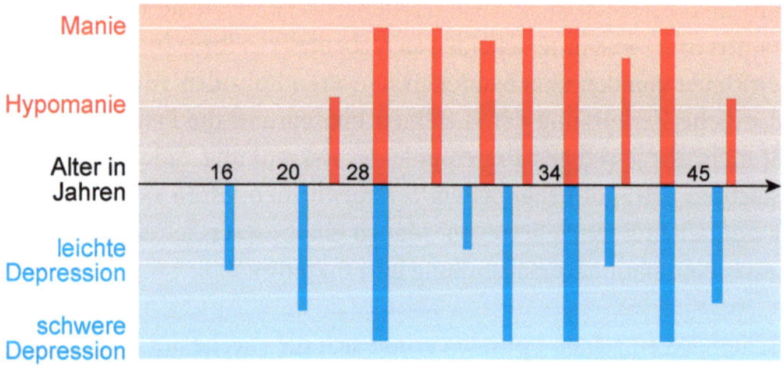

Abb. 16 Verlauf mit gemischten Episoden

Rapid Cycling

Das sogenannte **Rapid Cycling** bezeichnet schnelle Phasenwechsel von Depression zu Manie und umgekehrt. Im Gegensatz zur gemischten Episode liegen hier die beiden Zustände nicht gleichzeitig vor, sondern wechseln sich in rascher Folge ab. Von Rapid Cycling spricht man bei **mindestens vier Stimmungsumschwüngen im Jahr**.

Deutlich seltener, aber auch wesentlich schwerer im Verlauf, sind Zustände von **„Ultra-Rapid Cycling".** Bei solchen Krankheitsverläufen **wechselt die Stimmung innerhalb von Tagen bzw. gar Stunden**. Patienten mit einem Rapid-Cycling-Verlauf müssen häufig stationär behandelt werden. Es besteht ein sehr hohes Risiko eines Suizidversuchs. Einen entsprechenden Rapid-

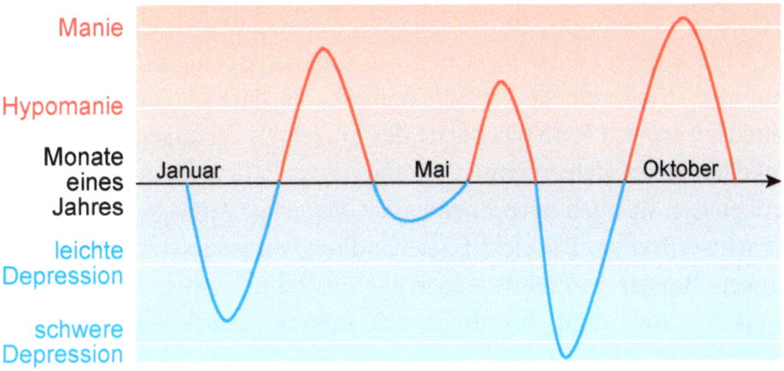

Abb. 17 Rapid-Cycling-Verlauf

Cycling-Verlauf zeigt ➤ Abb. 17. Beim Ultra-Rapid Cycling können solche Phasen auch innerhalb kürzester Zeit auftreten. In einem derartigen Fall macht es Sinn, das in ➤ Kapitel 9 vorgestellte Stimmungstagebuch stundenweisen zu führe und ein entsprechendes Tagesprotokoll zu erstellen.

Verlauf einer Bipolar-II-Störung

Rapid Cycling kann sich auch bei der **Bipolar-II-Störung** zeigen. Dabei ist es jedoch sehr wichtig, darauf zu achten, normale Stimmungsschwankungen nicht als Rapid Cycling fehlzudeuten. Wer morgens schwer aus dem Bett kommt und keine Lust hat, zur Arbeit zu gehen, um dann abends beim ausgelassenen Feierabend mit den Kollegen in hypomane Stimmungslagen zu kommen, der hat kein Rapid Cycling. Das Stimmungstagebuch (➤ Kapitel 9) kennzeichnet den Bereich normaler Stimmungsschwankungen. Selbstverständlich darf man aber auch einmal aus den normalen Bereichen ausbrechen und ausgelassener sein. Rapid Cycling ist, analog zur Bipolar-I-Störung, eine Verlaufsform, mit der man rechnen muss, die aber bei der Mehrzahl der Patienten nicht auftritt. In der Regel folgt auch die Bipolar-II-Störung einem typischen **episodenhaften Krankheitsverlauf**. Die Manien reichen nie über eine Hypomanie hinaus, der Schwerpunkt der Erkrankung liegt auf den depressiven Phasen. Einen exemplarischen Verlauf einer Bipolar-II-Störung zeigt ➤ Abb. 18.

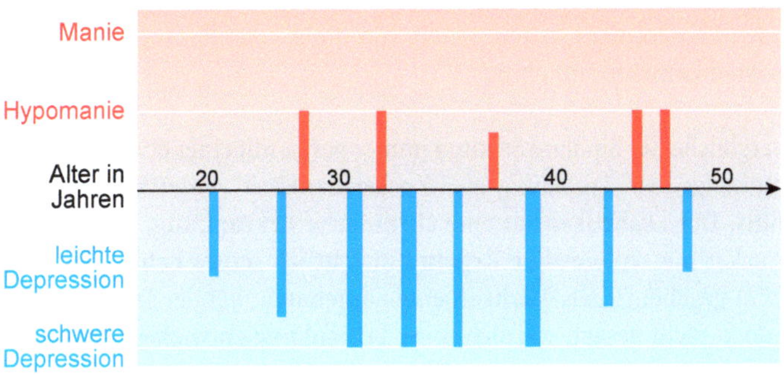

Abb. 18 Verlauf einer Bipolar-II-Störung

Ich denke, das Kapitel konnte Ihnen Gemeinsamkeiten und Unterschiede der einzelnen Verlaufsformen der Bipolaren Störung näherbringen. Auch wenn es sich um höchst individuelle Verläufe handelt, die stark von der jeweiligen Lebenssituation (sprich Verletzlichkeit) des Einzelnen abhängen, einige Gemeinsamkeiten lassen sich erkennen. Häufig fragen Patienten, mit wie vielen Krankheitsphasen sie noch zu rechnen haben. Derartige Aussagen lassen sich natürlich schwer treffen. Die richtige Behandlung vorausgesetzt, lassen sich selbst schwere Bipolar-I-Verläufe jedoch gut „im Zaum" halten. Damit bleibt die Erkrankung zwar eine chronische Erkrankung, jedoch eine, die man meistern kann. ➤ Abb. 19 zeigt einen typischen Bipolar-I-Verlauf: unbehandelt (links), mittels Psychotherapie und entsprechender Medikation behandelt (rechts).

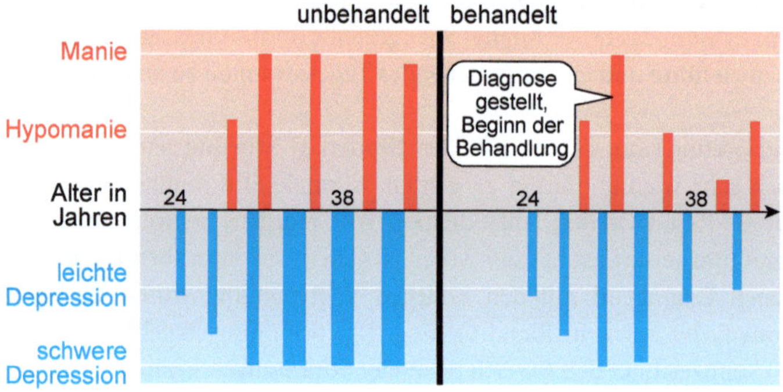

Abb. 19 Verlauf einer Bipolar-I-Störung unbehandelt vs. behandelt

Ist Heilung möglich?

In diesem exemplarischen Verlauf (➤ Abb. 19) haben sich sowohl Intensität als auch Dauer der einzelnen Krankheitsphasen positiv entwickelt. Es zeigt sich insgesamt eine gute Prognose. Das wirft die Frage auf, ob es Bipolare Störungen gibt, die irgendwann von selbst wieder verschwinden oder sich vollständig heilen lassen. Diese Frage ist nicht einfach zu beantworten, denn es liegen diesbezüglich bislang keine gesicherten Daten vor. Ich habe jedoch viele Patienten kennengelernt, die über Jahrzehnte hinweg keine entsprechenden Phasen mehr hatten. Einige von ihnen mussten sogar nicht einmal mehr Medikamente einnehmen.

Ich vergleiche die Bipolare Störung immer gerne mit einer etwas greifbareren Erkrankung: dem landläufig als „Zuckerkrankheit" bezeichneten Diabetes mellitus. Der Diabetiker hat eine **chronische Erkrankung,** er muss seinen Blutzucker messen, **gewisse Regeln hinsichtlich seines Lebensstils einhalten** und gegebenenfalls Medikamente einnehmen. Bei der Diagnosestellung ist jedoch nicht gesagt, wie sich seine Erkrankung entwickelt. Bereits durch Ernährung und ausreichend Sport kann er etwa einen guten Einfluss auf seine Erkrankung nehmen. So verhält es sich auch beim bipolaren Patienten. Durch konsequente Anwendung der in der Psychotherapie vermittelten Techniken und mithilfe medikamentöser Unterstützung kann er ein normales Leben führen. Er sollte gewisse Dinge beachten, beispielsweise seine Stimmung protokollieren und sein Schlafverhalten beobachten, ganz so wie der Diabetiker seinen Blutzucker misst und seine Ernährung umstellt.

Die Veranlagung für die Bipolare Störung bleibt bestehen, eine **Heilung im klassischen Sinne** ist also **nicht möglich**, aber es ist möglich, ein Leben zu führen, das nicht durch die Erkrankung eingeschränkt ist. Dazu müssen Sie lernen, Ihren Lebensstil entsprechend anzupassen. Wie dies möglich ist, erfahren Sie in ➤ Kapitel 15.

NUN SIND SIE GEFRAGT!

Sie haben nun viele Verläufe in Form sogenannter Lebensdiagramme kennengelernt. Damit wird die entsprechende grafische Darstellung der Krankheitsepisoden eines Betroffenen bezeichnet. Ein solches Lebensdiagramm ist von entscheidender Bedeutung für die Diagnose und Therapie einer Bipolaren Störung. Fertigen Sie deshalb Ihr eigenes Lebensdiagramm anhand der Vorlagen in diesem Kapitel an.

KAPITEL

15 Eine Frage des Lebensstils

Der Einfluss des Lebensstils

Wie kaum eine andere psychische Erkrankung ist die Bipolare Störung eng mit dem Lebensstil des Betroffenen verknüpft. Stimmungsschwankungen schlagen sich unmittelbar auf die Kernelemente des Lebensstils nieder: Ernährung, Sport, Suchtmittelkonsum und Sexualität sind entscheidende Parameter des Lebensstils. Sowohl Depression als auch Manie zeigen sich in diesen Bereichen und bieten verschiedene Ansatzpunkte für die Therapie. Ein **gesundheitsfördernder Lebensstil** kann über den positiven Einfluss auf die Erkrankung sogar bewirken, dass der Betroffene mit einer geringeren Medikamentendosis zurechtkommt.

15.1 Ernährung

Ernährung und Bipolare Störung

Hier ist zunächst festzuhalten, dass sowohl die Manie als auch die Depression Auswirkungen auf die Ernährung des Betroffenen haben. Im Rahmen einer depressiven Episode ist der Appetit meist reduziert, bei der Manie zeigt sich ein sehr wechselhaftes Bild. Manische Patienten vergessen aufgrund der vielen Pläne, die sie machen, häufig, zu essen. Manche Patienten zeigen im Rahmen einer Manie jedoch auch vermehrte Nahrungsaufnahme, etwa dann, wenn der Betroffene viel Geld im Feinkostgeschäft lässt, um sich ein außergewöhnliches mehrgängiges Menü zu kochen. Manche Patienten zeigen auch unabhängig davon Phasen vermehrter Nahrungsaufnahme, das sogenannte **Binge-Eating**. Dabei handelt es sich letztlich um Versuche des Körpers, mit Anspannungszuständen umzugehen. Ein weiterer und sehr wichtiger Punkt ist die häufig zu beobachtende Gewichtszunahme als Nebenwirkung einer medikamentösen Behandlung (➤ Kapitel 12 und ➤ Kapitel 13). Der Einsatz von Medikamenten, die den Stoffwechsel beeinflussen (beispielsweise einige Stimmungsstabilisatoren), erfordert vom Betroffenen häufig ein Umdenken in seinen Essgewohnheiten, wenn er eine Gewichtszunahme verhindern möchte. In der Regel reicht eine ausgewogene Ernährung in Verbindung mit ausreichend Sport aus, um das Gewicht einigermaßen stabil zu halten.

Was Kohlenhydrate, Vitamine und Fette bewirken

Patienten fragen häufig, ob man nicht auch durch eine spezielle Ernährung Depressionen und Manien vorbeugen kann. Leider ist auch hier zu sagen, dass man aufgrund der unzureichenden Kenntnisse über die Stoffwechselvorgänge im Hirn keinen wirksamen antidepressiven bzw. antimanischen Speiseplan aufstellen kann. Gerade im Internet kursieren diverse Empfehlungen, die jedoch „mit Vorsicht zu genießen“ und zurückhaltend zu beurteilen sind, so zum Beispiel der Ratschlag, auf Kohlenhydrate zu verzichten. Das deckt sich jedoch nicht mit dem aktuellen Stand der wissenschaftlichen Forschung. **Kohlenhydrate** sind wichtige Energielieferanten für das Gehirn und werden dort zum Aufbau der Botenstoffe benötigt. Eine sogenannte Low-Carb-Diät könnte also den Gehalt an Botenstoffen beeinflussen und eher depressiver machen. Im Sinne einer ausgewogenen Ernährung würde sich demnach die Aufnahme lang wirksamer Kohlenhydrate, wie sie zum Beispiel in Vollkornprodukten enthalten sind, empfehlen. Entsprechende weiterführende Untersuchungen fehlen allerdings bislang, sodass es hier bei Mutmaßungen bleiben muss. Manche bipolaren Patienten machen mit einer Low-Carb-Diät sehr gute Erfahrungen. Unter Berücksichtigung einiger weiterer Studien[1] lassen sich die weiteren Nahrungsbestandteile entsprechend beurteilen. Eines gleich vorweg: Eine **ausgewogene Ernährung** scheint die **beste Speiseplanempfehlung** gegen die Bipolare Störung zu sein,

Bei den **Vitaminen** haben B_2 und B_6 einen Einfluss auf die Stimmung. Die Vitamine B_1 und B_{12} sind zudem wichtig für die Gedächtnisleistung. Vitamin C scheint einen Einfluss auf manische Symptome zu haben. Eine Sonderrolle nehmen **Omega-3-Fettsäuren** ein, wie sie vor allem in Fischen wie Lachs und Thunfisch vorkommen. Hier gibt es einige Untersuchungen an bipolaren Patienten aus den USA, die eine längere Phase der Euthymie aufwiesen, nachdem sie Omega-3-Fettsäuren eingenommen hatten. Gerade auf US-amerikanischen Internetseiten findet sich diese Empfehlung immer wieder, allerdings gibt es auch Studien, die keinen positiven Effekt der Fettsäuren erkannt haben.

Ist Nahrungsergänzung nötig?

Die genannten Beispiele machen eines deutlich: Eine **ausgewogene und vitaminreiche Ernährung** ist sehr wichtig für die körperliche und geistige Gesundheit. Vollkornprodukte, frisches Gemüse und Obst, dazu Fisch und gelegentlich Fleisch bilden eine gute Basis für seelische Gesundheit. Eine **Nahrungsergänzung** mit Vitaminen oder Omega-3-Fettsäuren, für die bei ausgewogener Ernährung kein Grund besteht, sollte in jedem Fall mit dem behandelnden Arzt abgesprochen werden, da man einige Vitamine auf keinen Fall überdosieren darf, da diese sonst sogar schädlich sein können. Ernährung und die Bipolare Störung hängen mit Sicherheit zusammen, wie genau, das ist heute teilweise noch Spekulation. Es schadet definitiv nicht, sich darüber Gedanken zu machen und seinen Lebensstil diesbezüglich gesünder anzugehen; eine „natürliche" Behandlung der Bipolaren Störung nur durch Umstellung der Essgewohnheiten halte ich hingegen für nicht realisierbar.

NUN SIND SIE GEFRAGT!

- Was essen Sie jeden Tag? Stellen Sie ihren Speiseplan der aktuellen Woche auf.
- Würden Sie von sich behaupten, dass Sie sich ausgewogen ernähren?
- Wo besteht Optimierungsbedarf?

---

[1] S.E. Lakhan, K.F. Vieira: Nutritional therapies for mental disorders. Nutrition Journal 2008. (7): 2.

15.2 Sport

Das Thema Sport und bipolare Depression ist, ähnlich wie das Thema Ernährung und Bipolare Störung, in erster Linie von Behauptungen und Mythen bestimmt. Unbestreitbar ist natürlich der grundsätzlich gesundheitsfördernde Aspekt von Sport. Der Einfluss auf das Herz-Kreislauf-System und die fettverbrennende Wirkung sind bekannt. Aber wirkt Sport auch stimmungsstabilisierend? Es wird vermutet, dass Sport den Serotoninspiegel steigen lässt und damit ähnlich wie ein Antidepressivum wirkt. Die klinische Erfahrung bestätigt das. Bipolaren Patienten, die Sport treiben, geht es besser als Bipolaren Patienten, die das nicht tun. Solche klinischen Erkenntnisse werden auch in Studien bestätigt[2].

Treiben Sie Ausdauersport!

Unklar hingegen bleibt die Frage, welche Art Sport die effektivste ist und wie oft man Sport treiben sollte. Dazu gibt es in der aktuellen Forschung keine klare Aussage. Es lassen sich jedoch Tendenzen erkennen: Am effektivsten, und das deckt sich mit der allgemeinen Empfehlung zur Vorbeugung von Herz-Kreislauf-Erkrankungen, sind etwa drei- bis viermal pro Woche 30 bis 60 Minuten Sport. Am sinnvollsten ist dabei **moderates Ausdauertraining** wie Joggen oder Schwimmen. Sport scheint also einen antidepressiven Effekt zu haben, ist gesund für das Herz-Kreislauf-System und den Stoffwechsel und hat letztlich keinen deutlichen Nachteil. Damit ist es als zusätzliches Verfahren durchaus empfehlenswert, zumindest, um aus der depressiven Episode zu gelangen. Eine Depression allein mit Sport zu behandeln, scheint jedoch wenig aussichtsreich. Zumal ein Problem bestehen bleibt: Hat man bereits Probleme, aufgrund der Depression aus dem Bett aufzustehen, fehlt erst recht die Motivation, Sport zu treiben. Vielleicht konnte dieses Kapitel aber einen kleinen Motivationsschub dafür liefern, die Liste positiver Aktivitäten aus ➤ Kapitel 7 um einige Sporteinheiten zu ergänzen. Wie wäre es etwa mit Spazierengehen? Oder damit, das verstaubte Fahrrad wieder aus dem Keller holen?

Sport und Manie

Bei drohenden manischen Episoden ist Sport ein zweischneidiges Schwert. Einerseits kann man sich beim Sport auspowern – man wird ausgeglichener und ist abends müder –, andererseits kann der zusätzliche Schub an Energie die Manie auch erst so richtig in Schwung bringen. Hier sollten Sie auf Ihre eigenen Erfahrungswerte achten, etwa indem Sie das in ➤ Kapitel 9 vorgestellte Stimmungsstagebuch nutzen und Ihre Aktivitäten mit der Entwicklung Ihrer Stimmung abgleichen.

NUN SIND SIE GEFRAGT!

- Wie oft und wie lange treiben Sie pro Woche Sport?
- Wo besteht Optimierungsbedarf?
- Wie wirkt sich Sport auf Ihre Stimmung aus?

Nutzen Sie dazu das in ➤ Kapitel 9 vorgestellte Stimmungstagebuch.

[2] F. Ng, S. Dodd, M. Berk: The effects of physical activity in the acute treatment of bipolar disorder: A pilot study. Journal of Affective Disorders. 2007. 259–262.

15.3 Suchtmittel

Der Konsum von Suchtmitteln wie Nikotin, Alkohol und anderen Drogen ist ein eigenes psychiatrisches Krankheitsbild. Es gibt jedoch auch hier Verzahnungen mit der Bipolaren Störung. Suchtmittel werden meist dazu eingesetzt, Stimmungsschwankungen regulieren zu können. Der Griff zum Alkohol, um schlafen zu können, ist ein sehr gutes Beispiel dafür.

Selbstmedikation mit Alkohol

In der Fachsprache nennt man das Selbstmedikation. **Alkohol** scheint auf den ersten Blick ein sinnvolles Medikament zur Behandlung von depressiven Zuständen am Abend zu sein. Er macht müde, entspannt und lässt einen vergessen. Das Problem dabei liegt auf der Hand. Alkohol als Volksdroge Nummer eins ist eine **sehr schlechte antidepressive Behandlungsmethode**. Er macht abhängig und bewirkt enorme körperliche Schäden. Wesentlich sinnvoller wäre hier, neben der Psychotherapie, eine entsprechende Anpassung der Medikation. Häufig findet sich dieser Aspekt der Selbstmedikation auch beim Konsum von Cannabis.

Keine Drogen konsumieren!

Hier ist unbedingt zu warnen: Cannabis und erst recht harte Drogen wie Kokain, Heroin oder chemische Drogen können Krankheitsphasen auslösen und die Verletzlichkeit für die Bipolare Störung enorm ansteigen lassen. Es kann zu schweren psychotischen Episoden kommen, die Krankheitsverläufe können sich enorm verschlechtern. Das sollte sich der Bipolare Patient besonders dann ins Gedächtnis rufen, wenn er sich auf dem Weg in die Manie befindet. Hier ist der Zeitpunkt, an dem bipolare Patienten häufig härtere Drogen konsumieren, sei es, weil sie aufgrund des manischen Zustands in die entsprechenden Kreise geraten oder weil sie experimentierfreudiger sind. Man unterscheidet übrigens zwischen dem **gefährlichen Gebrauch** (gelegentlich) einer Substanz und der **Abhängigkeit** (regelmäßig). Wer ab und zu auf einer Party am Joint des Freundes zieht, der ist suchtmedizinisch gesehen vielleicht lediglich gefährdet. Bei der Bipolaren Störung kann aber bereits der gefährliche Gebrauch so negative Folgen haben, dass von Drogenkonsum unbedingt abzuraten ist.

Benzodiazepine und Sucht

Ein weiteres häufiges Suchtmittel bei bipolaren Patienten haben wir bereits angesprochen: die **Benzodiazepine** (➤ Kapitel 13.2). Diese beruhigenden Medikamente werden von vielen bipolaren Patienten regulär im Rahmen der Behandlung eingenommen, können sich aber auch zu einem Problem entwickeln. Man unterscheidet zwischen **psychischer und körperlicher Abhängigkeit**, wobei beide Formen auch gemeinsam auftreten können.

Körperliche Abhängigkeit

Die **körperliche Abhängigkeit** entsteht bei längerfristiger Einnahme von einigen Wochen bis Monaten durch eine Toleranz gegenüber dem Wirkstoff. Das bedeutet, dass der Betroffene mehr Benzodiazepine konsumieren muss, um den gleichen Effekt zu verspüren. Führt man dem Körper dann keine Benzodiazepine mehr zu, können **Entzugssymptome** auftreten, die teilweise sehr unangenehm für den Patienten sind. Es kommt zu einer Übererregbarkeit des Gehirns, die sich in Ängstlichkeit, Überempfindlichkeit auf Berührungen, Schmerzen, depressiver Stimmung, Zittern und Kopfschmerzen äußert. Bei der Entwicklung einer Toleranz sind auch die Höhe der Dosis und die Art des Präparats entscheidend. Manche Patienten erleben solche Symptome nach Absetzen der Substanz auch im Rahmen einer kürzeren therapeutischen Einnahme von Benzodiazepinen, dann allerdings in schwächerer Ausprägung. In jedem Fall sollte ein Absetzen immer in kleinen Schritten vollzogen werden (sogenanntes **Ausschleichen**).

Psychische Abhängigkeit

Eine **psychische Abhängigkeit** zeigt sich durch die Tatsache, dass der Betroffene den Alltag nicht mehr ohne die Substanz meistern kann. Häufig hat er bereits Versuche unternommen, die Dosis zu reduzieren, was dann in der Entwicklung von **Entzugssymptomen** geendet ist. Von einer psychischen Abhängigkeit spricht man zum Beispiel, wenn Benzodiazepine, ähnlich wie bei anderen Drogen, eingenommen werden, um den Effekt des Medikaments auszunutzen. Es muss jedoch nicht immer das Verlangen nach einem „Kick" als Grund vorliegen. Eine psychische Abhängigkeit ist letztlich die **Frage nach der persönlichen Einstellung** einer Substanz gegenüber. Wer seine Anspannung nur über Benzodiazepine regeln kann und alle psychotherapeutischen Techniken ausschlägt, der läuft Gefahr, abhängig zu werden und den Sinn der Benzodiazepine als zeitlich begrenzt eingesetztes Notfallmedikament zu umgehen. Hier kann sich schnell eine zusätzliche Suchterkrankung bemerkbar machen.

Suchttherapie

Eine bestehende Suchterkrankung sollte immer zuerst therapeutisch behandelt werden. Eine **Psychotherapie** ist bei beibehaltenem Konsum von Drogen **sinnlos**. Betroffene sollten deshalb zuerst das Suchtproblem, zum Beispiel durch eine stationäre **Entgiftung**, in den Griff bekommen. Hierzu existieren ebenfalls viele ambulante Angebote von Selbsthilfegruppen über Beratungsstellen bis hin zur Langzeitentwöhnung.

Alltägliche Suchtmittel

Aber auch für den alltäglichen Konsum von Suchtmitteln gibt es einiges zu beachten: Dass **Rauchen** ungesund ist und Lungenkrebs verursachen kann, ist heutzutage wohl jedem bekannt. Es beeinflusst aber auch den Abbau von Medikamenten in der Leber, sodass hier eventuell eine höhere Dosierung notwendig ist. Sprechen Sie mit Ihrem Arzt unbedingt über Ihren Suchtmittelkonsum. Zum Thema Rauchen gilt: Am besten gar nicht! Und wenn doch, dann so wenig wie möglich. Das klappt bei Bipolaren Patienten in der Manie meist nicht. Sie rauchen dann so exzessiv, dass Anpassungen der Medikation notwendig werden und im Verlauf immer häufiger körperliche Folgeschäden auftreten können. Am besten sollten Sie, wenn irgendwie möglich, Nichtraucher werden! Ihr Arzt kann Sie dabei unterstützen.

Beim Thema **Alkohol** gilt ebenfalls: Am besten gar nicht! Und wenn doch, dann als reines Genussmittel. Alkohol und Medikamente sind meist keine gute Kombination, auch darüber sollten Sie mit Ihrem Arzt sprechen. Alkohol wirkt sich sowohl auf die Stabilität der Stimmung als auch auf Depressionen negativ aus. Zudem kann Alkohol manische Phasen provozieren. Gewöhnen Sie sich auch hier einen maßvollen Lebensstil an. Ein gutes Glas Wein zu einem leckeren Essen kann etwas ungemein Positives sein. Hier ist definitiv die Menge entscheidend, es sollten deshalb nicht mehrere Gläser werden.

NUN SIND SIE GEFRAGT!

Setzten Sie sich kritisch mit Ihrem Suchtmittelkonsum auseinander:

- Welche Mittel einschließlich Zigaretten und Alkohol nehmen Sie zu sich?
- Wie viel davon?
- Worauf könnten Sie am ehesten verzichten?

Überlegen Sie, wie Sie gegebenenfalls Ihren Suchtmittelkonsum positiv beeinflussen können und erstellen Sie einen Plan für die nächsten Wochen und Monate.

15.4 Sexualität

Sexualität in der depressiven Phase

Die Bipolare Störung zeigt sich recht häufig auch im **Sexualverhalten der Betroffenen**. In der **Depression** besteht meist ein stark verminderter Sexualtrieb. Bei Männern können psychogen bedingte Errektionsstörungen auftauchen, bei Frauen kann sich die Feuchtigkeit der Vagina reduzieren. Depressive Patienten können sich häufig selbst nicht akzeptieren, fühlen sich hässlich und wertlos – an Sex ist da keinesfalls zu denken. Das kann zu Konflikten in der Partnerschaft führen. Evolutionär bedingt ist das verminderte Verlangen auf Sexualität gut erklärbar: Dieser, im Kern der Fortpflanzung dienende Vorgang, sollte nur von einem Körper durchgeführt werden, der potenziell auch in der Lage wäre, eine Schwangerschaft auszutragen bzw. zu begleiten. Diese evolutionszentrierte Sichtweise auf Sexualität ist in unserer heutigen Gesellschaft natürlich überholt, dennoch kann sie Verständnis für die Situation des Betroffenen bewirken. Die Partner fühlen sich nicht mehr ausreichend sexuell befriedigt, weitere Konflikte sind häufig die Folge. Deshalb ist es wichtig, das Thema mit dem Partner, gegebenenfalls auch gemeinsam in der Therapie, zu besprechen.

Sexualität in der manischen Phase

In der **Hypomanie und Manie** kehrt sich die Symptomatik um. Die Lust auf Sexualität steigert sich, es kommt zu riskantem Sexualverhalten und anderen leichtsinnigen Verhaltensweisen. Das gesteigerte Verlangen nach Sexualität ist dabei ein **wichtiges Frühwarnzeichen**. Patienten denken häufiger an Sex, es kommt zu vermehrter Selbstbefriedigung und dem Konsum pornografischer Medien. In einer bestehenden Partnerschaft wird die gesteigerte Lust zunächst meist positiv aufgenommen, schließlich profitiert der Partner ja auch davon. Hier kann es schwer sein, den gesteigerten Sexualtrieb als Frühwarnzeichen zu begreifen. Breitet sich die Manie weiter aus, kommt es zu ersten Persönlichkeitsveränderungen im Hinblick auf die Sexualität. Betroffene verabreden sich mit fremden Sexualpartnern, besuchen Swinger-Clubs und Bordelle und zeigen teilweise sehr riskante Verhaltensweisen, beispielsweise, indem sie nicht verhüten oder Techniken praktizieren, die sie sonst

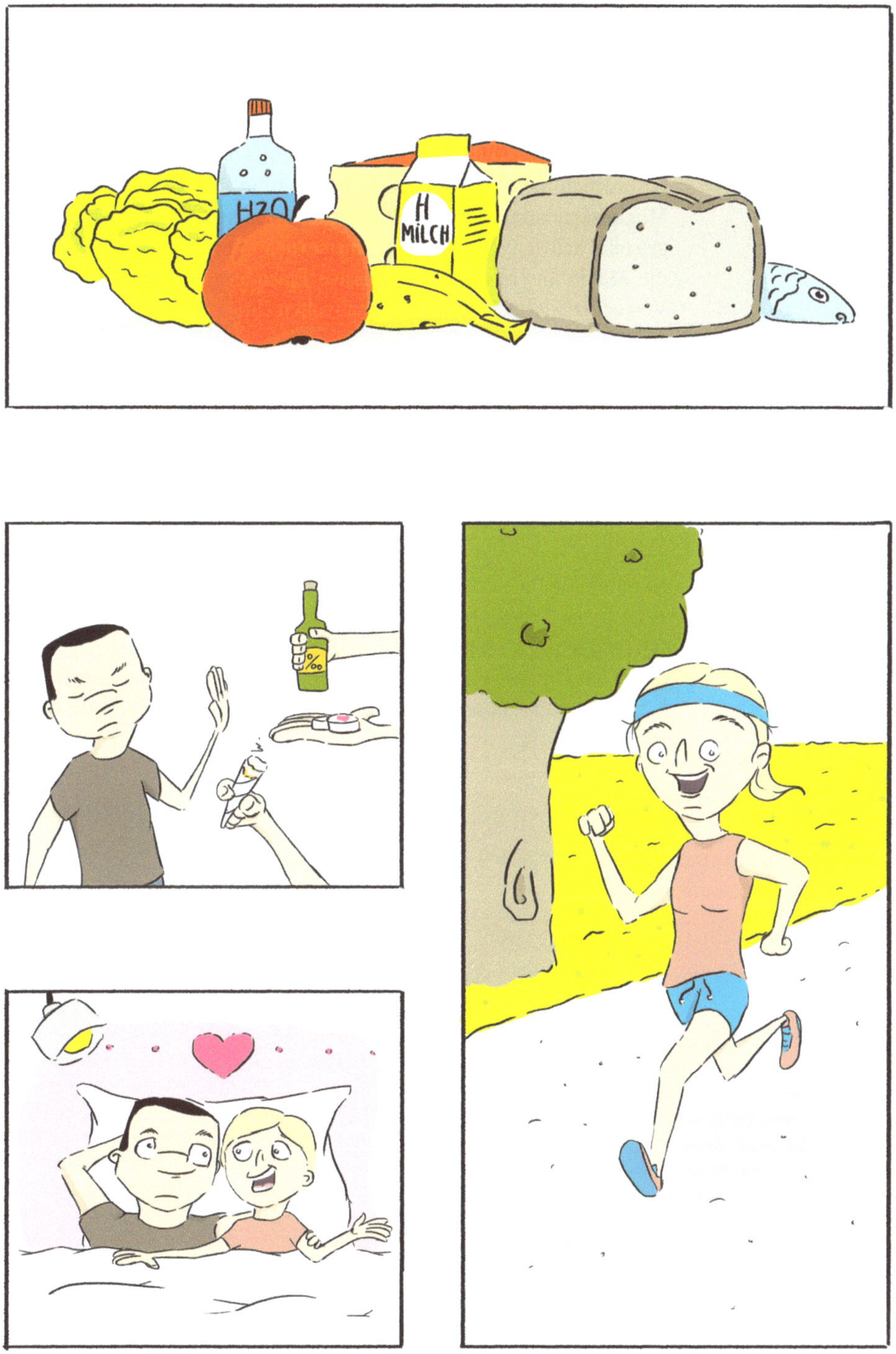

Abb. 20 Eine Frage des Lebensstils

nicht anwenden würden. Nach dem Abklingen der Manie stehen Betroffene dann häufig vor einem Scherbenhaufen, Partnerschaften können unter dem teilweise massiven Fremdgehen sehr leiden. Sexuell übertragbare Erkrankungen und ungewollte Schwangerschaften können die Folge sein. Die Manie kann schlecht therapeutisch vorgeplant werden. Dennoch kann es sehr hilfreich sein, gemeinsam mit Ihrem Partner auf die Frühwarnzeichen einer gesteigerten Sexualität zu achten und entsprechende Schritte einzuleiten. Besprechen Sie einen geeigneten Rahmen, in dem Sie Ihre Sexualität nach Möglichkeit zusammen ausleben können. Bedenken Sie zudem, dass eine ungewollte Schwangerschaft oder eine sexuell übertragbare Erkrankung die an die Manie anschließende depressive Episode nur unnötig verkompliziert. Versuchen Sie auch hier, einen maßvollen Umgang zu entwickeln.

NUN SIND SIE GEFRAGT!

Konnten Sie das Thema Sexualität und Bipolare Störung bereits hinreichend mit Ihrem Partner besprechen? Suchen Sie das Gespräch und holen Sie sich, wenn nötig, therapeutische Unterstützung dazu.

Den inneren Schweinehund überwinden

Konnten Sie im Verlauf des Kapitels einige Inspirationen für eine Veränderung Ihres Lebensstils mitnehmen? Klar, den inneren Schweinehund zu überwinden kann sehr anstrengend sein, das weiß jeder von uns. Wenn Sie durch das Umstellen einiger Gewohnheiten (➤ Abb. 20) jedoch eine wesentlich bessere Prognose Ihrer Erkrankung erreichen können, dann ist das aber jede Mühe wert.

KAPITEL

16 Schlafhygiene

Zehn Regeln für einen besseren Schlaf

Ein **gesunder Schlaf** ist die beste Versicherung gegen manische Phasen, zudem sind **Schlafstörungen** häufig der erste Schritt zu einer depressiven Verstimmung. Die **Schlafdauer** ist ein ganz zentraler Punkt in der Selbstbeobachtung bipolarer Patienten und sollte täglich im Stimmungstagebuch (➤ Kapitel 9) protokolliert werden. Bei einem Absinken Ihrer gewöhnlichen Schlafdauer im Zuge einer beginnenden manischen Phase sollten Sie entsprechend gegenregulieren. Zum einen durch Befolgen der nachstehenden Tipps zur Schlafhygiene, zum anderen durch Anpassung Ihrer Medikation in Rücksprache mit dem behandelnden Arzt. Auch im Rahmen einer depressiven Episode sollten Sie die nachstehenden Tipps beachten. Diese können die Schlafqualität und damit auch die weitere Entwicklung psychischer Symptome entscheidend beeinflussen (➤ Abb. 21).

Feste Schlafzeiten einhalten

1. Versuchen Sie möglichst **feste Schlafzeiten** einzuhalten. Für einen berufstätigen Menschen könnte das unter der Woche bedeuten von 23 Uhr bis 7 Uhr zu schlafen. Nach Möglichkeit sollte man von diesen Zeiten auch am Wochenende nicht übermäßig abweichen. Der Biorhythmus stellt sich entsprechend auf diese Zeiten ein und es fällt dem Körper dann leichter, zur Ruhe zu kommen. Übrigens bedeutet das auch, mit dem Klingeln des Weckers aufzustehen und nicht noch dreimal zehn Minuten unruhigen Halbschlaf anzuhängen. Das macht einen nur müder nach dem Aufstehen. Bei beginnenden manischen Phasen ist Ihr **Schlafbedürfnis** meist deutlich herabgesetzt. Steuern Sie frühzeitig gegen, indem Sie eine zuvor vereinbarte Bedarfsmedikation einsetzen oder nach Rücksprache mit Ihrem Arzt die Dosis Ihrer Medikation anpassen. Behalten Sie Ihre festen Schlafzeiten unbedingt bei, auch wenn Sie sich nicht müde fühlen.

Mittagsschlaf vermeiden

2. Vermeiden Sie einen **Mittagsschlaf.** Ein längeres Nickerchen am Mittag kann die Schlafqualität in der Nacht negativ beeinflussen. Nach Möglichkeit sollten Sie deshalb nur einmal am Tag schlafen und zwar vorzugsweise in der Nacht. Das gilt nicht für **aufkommende manische Phasen**: Hier kann es sinnvoll sein, sich auch am Mittag Ruhe zu gönnen, allerdings, und diese Einschränkung ist ganz entscheidend, nur, wenn Ihr Nachtschlaf nicht darunter leidet.

Die Schlafdauer hat einen zentralen Stellenwert

3. Bezüglich der Schlafdauer gibt es unterschiedliche Bedürfnisse. Viele Menschen kommen mit weniger Schlaf aus, aber ein Richtwert von acht Stunden ist ein guter Anfang. Als bipolarer Patient müssen Sie, wie bereits zu Beginn dieses Kapitels erwähnt, **ein besonderes Augenmerk auf die Schlafdauer** legen. Sie sollten sie deshalb unbedingt täglich im Stim-

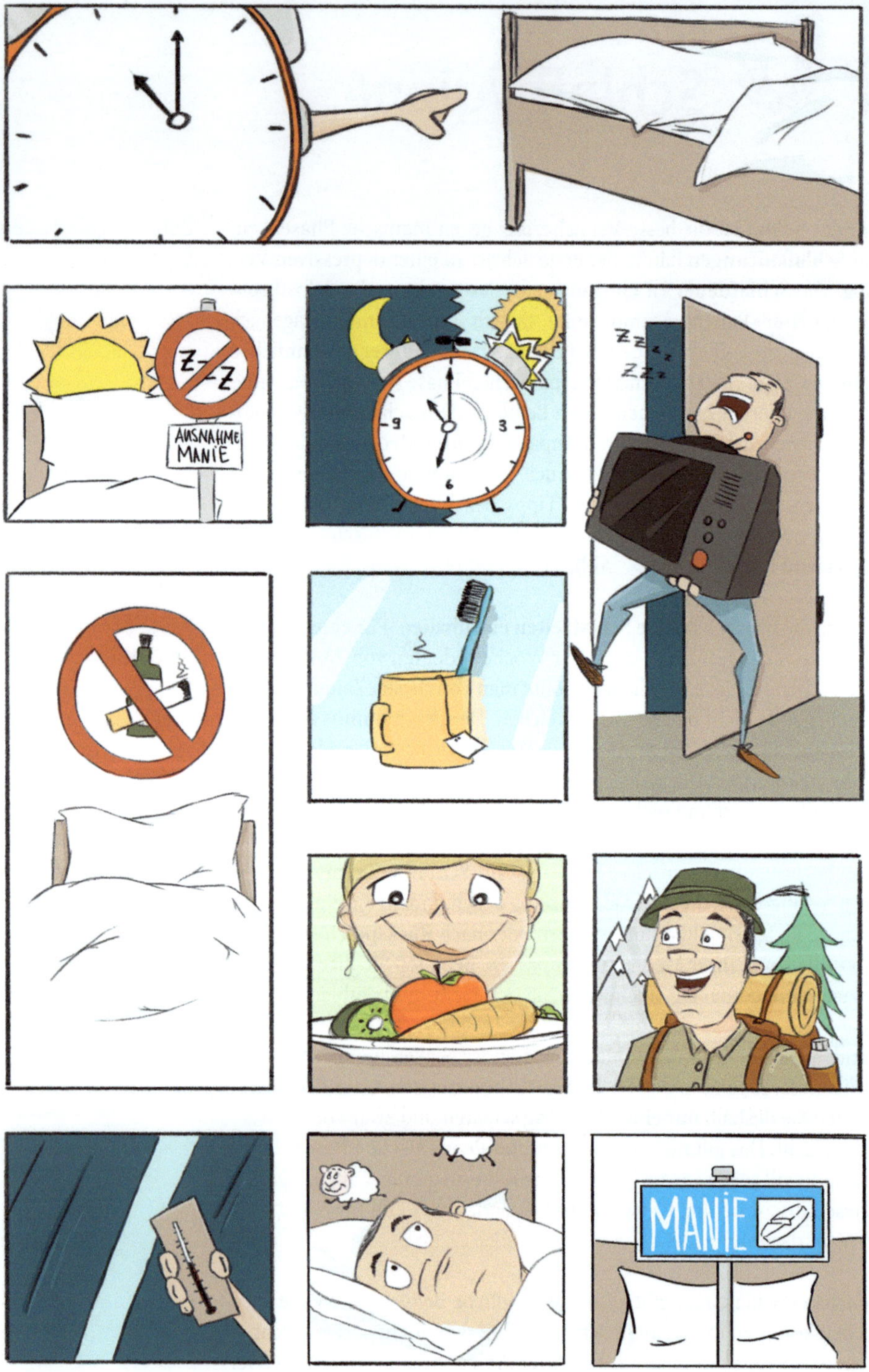

Abb. 21 Die 10 Regeln der Schlafhygiene

mungstagebuch (➤ Kapitel 9) protokollieren. Bei drohenden manischen Phasen sollten Sie Ihre Schlafdauer erhöhen und in depressiven Phasen den Schlaf nicht zum Mittelpunkt Ihres Tages machen. Auch in der Euthymie können Sie an Ihrer Schlafdauer arbeiten. Denn auch zu lange zu schlafen kann zu Schlafstörungen führen, deshalb ruhig auch an freien Tagen den Wecker stellen.

4. Das Bett ist, den Austausch von Zärtlichkeiten ausgenommen, einzig und allein zum Schlafen da. Im Bett zu essen oder abends fernzusehen ist absolut nicht zu empfehlen, da so der **Ort des Schlafens** zweckentfremdet wird. Bei aufkommenden manischen Phasen vermeiden Sie so auch eine zusätzliche Ablenkung von der dringend notwendigen Ruhe.

Bett = Ort des Schlafens

5. Vermeiden Sie den Konsum von **Alkohol** oder **Nikotin** vor dem Schlafengehen. Alkohol macht zwar müde, aber verschlechtert die Schlafqualität und ist eine sehr schlechte Dauerlösung zum Einschlafen. Rauchen hingegen aktiviert den Körper und sorgt dafür, dass er nicht abschalten kann.

Vor dem Schlafengehen

6. Bereiten Sie sich auf das **Schlafengehen** vor. Dies gelingt am besten durch **allabendliche Rituale**, die einen möglichst beruhigenden Charakter haben. Beispielsweise einen müde machenden Tee trinken, dann waschen und Zähne putzen und noch ein paar Seiten lesen. Schlecht hingegen wäre es, bis kurz vor dem Schließen der Augen fernzusehen oder vor dem Computer zu sitzen. Diese Rituale werden insbesondere bei drohender Manie sehr wichtig. Sie bereiten den Körper auf die Müdigkeit vor, wo dieser doch eigentlich alles andere will, als zur Ruhe zu kommen. Versuchen Sie, diese Rituale in solchen Phasen ganz besonders strikt einzuhalten.

Beruhigende Rituale einhalten

7. Vermeiden Sie fette und reichhaltige Mahlzeiten am Abend. Ein **leichtes Abendessen** einige Stunden vor dem Zubettgehen reicht aus und belastet den Körper nicht unnötig mit Verdauungsaktivitäten.

Reichhaltige Mahlzeiten am Abend vermeiden

8. Sorgen Sie dafür, dass Sie abends müde sind. Treiben Sie tagsüber Sport oder gehen Sie abends noch eine Runde spazieren. Der Volksmund sagt, frische Luft mache müde. Und wer sich schon während des Spaziergangs aufgrund einer aufkommenden Müdigkeit regelrecht auf sein Bett freut, der schläft auch besser ein. Passen Sie die **Aktivitäten** an Ihren momentanen **Stimmungszustand** an. Während bei der Depression jede Aktivität zu begrüßen ist, sollten Sie bei drohender Manie unbedingt eine Balance zwischen dem „Auspowern" einer drohenden Manie und genügend Ruhe finden.

Aktivitäten an Stimmungszustand anpassen

9. Schaffen Sie eine **Schlafatmosphäre**. Dazu gehört neben einer gemäßigten Temperatur (die Wohlfühltemperatur der meisten Menschen im Schlafzimmer liegt zwischen 19 und 21 °C) auch Dunkelheit. Abends produziert unser Körper „Schlafhormone", das tut er am liebsten bei gemäßigter Dunkelheit. Auch am Morgen hilft eine dunkle Gardine, den Körper länger im wohltuenden Schlaf zu halten. Achten Sie zudem auf frische Luft im Schlafzimmer und möglichst wenig Lärm.

Eine wohltuende Schlafatmosphäre schaffen

Zur Ruhe kommen

10. Wenn Sie aufgrund einer Depression nicht schlafen können, weil mal wieder die Gedanken rasen, versuchen Sie nicht ins Grübeln zu verfallen. **Schlafstörungen** können auch bei völlig gesunden Menschen vorkommen, manchmal kommt der Körper einfach nicht zur Ruhe. Vermeiden Sie eine im Dunkeln gut sichtbare Uhr direkt am Bett, um sich so nicht noch weiter unter Druck zu setzen. Versuchen Sie die Gedanken vom Thema Einschlafen abzulenken (das berühmte „Schäfchen zählen"). Wenn es mit dem Schlafen einfach nicht klappt, wiederholen Sie Ihr Einschlafritual und lesen vielleicht noch einige Seiten. Bei hypomanen Episoden kommt der Körper ebenfalls aufgrund von Gedankenrasen nicht zur Ruhe, hier stehen jedoch vor allem viele Pläne und Ideen im Raum. Versuchen Sie diese abzuhaken und sich klarzumachen, dass nun die Zeit der Ruhe gekommen ist. Pläne lassen sich ausgeruhter viel besser schmieden.

Bedarfsmedikation anpassen

Bei weiterer Zuspitzung und drohender Manie sollten Sie mit Ihrem Arzt eine entsprechende **Anpassung Ihrer Medikation** besprechen, je nach Schwere der Symptomatik kommt der Körper ab einem gewissen Punkt nicht mehr von selbst zur Ruhe. Wenn die Stimmung wieder ausgeglichener ist, lassen auch die Schlafstörungen wieder nach.

NUN SIND SIE GEFRAGT!

Versuchen Sie die zehn beschriebenen Regeln der Schlafhygiene umzusetzen.

KAPITEL

17 Einblicke in die Akutpsychiatrie

Die **Akutstation einer psychiatrischen Klinik** ist meist auch die Aufnahmestation. Das bedeutet, dass die meisten Notfallpatienten zuerst auf dieser Station behandelt werden. Meist handelt es sich um eine geschlossene Station mit einer überschaubaren Anzahl von Betten. Die Patienten können auf dieser Station am besten überwacht werden (Sichtfenster oder Kameras), um eine optimale Versorgung zu gewährleisten. Da hier meist sehr akute Fälle behandelt werden, geht es auf dieser Station häufig turbulent zu. Es kann laut und hektisch sein. Bipolare Patienten werden nach Möglichkeit nicht längerfristig auf einer Akutstation behandelt, solange es zum Beispiel bei starken Suizidgedanken im Rahmen einer depressiven Episode oder bei akuten, unkontrollierbaren manischen Zuständen nicht unbedingt notwendig wird. Mit beiden Zuständen muss jedoch gerade bei einer schweren Bipolar-I-Störung gerechnet werden, sodass an dieser Stelle ein kleiner Einblick in eine solche Station gegeben werden soll, um Wissen zu vermitteln und Ängste abzubauen.

Psychiatrische Kliniken im Wandel

Psychiatrien haben auch heute noch mit vielen Vorurteilen zu kämpfen. Das liegt zum einen an der im Vergleich zu anderen medizinischen Fachrichtungen noch recht jungen Geschichte, zum anderen sind bestimmte Vorurteile historisch begründet. Bis in die Moderne hinein wurden psychisch erkrankte Menschen größtenteils als „Sonderlinge“ angesehen. Es fehlte an effektiven Behandlungsmaßnahmen und so entstanden viele Psychiatrien dieser Zeit als möglichst abgelegene Anstalten, in denen Menschen verwahrt werden konnten. Dieses Bild hat sich im Verlauf des 20. Jahrhunderts gewandelt. Heute, im 21. Jahrhundert, sind viele psychiatrische Kliniken an allgemeine Krankenhäuser angeschlossen und die Behandlung erfolgt in einem multiprofessionellen Team.

Gründe für eine Akutbehandlung

Dennoch ist bei manchen psychischen Erkrankungen eine sogenannte **geschützte Behandlung auf einer geschlossenen Station** sinnvoll und notwendig. Das kann zum Beispiel bei schweren Psychosen, in denen die Betroffenen sich und ihre Umwelt nicht mehr richtig wahrnehmen können, oder bei akuter Suizidgefahr der Fall sein. Beides sind Symptome, die auch im Rahmen einer Manie bzw. einer depressiven Episode vorkommen können. Immer dann, wenn der Patient eine Gefahr für sich oder andere darstellt, greifen die psychiatrischen Gesetze des jeweiligen Bundeslandes. Der Betroffene kann dann für eine gewisse Zeit auch gegen seinen Willen auf einer geschlossenen Station untergebracht werden. Bei bestimmten Krankheitszuständen sind die Betroffenen nämlich nicht mehr in der Lage, für sich selbst zu entscheiden. Die Prüfung dieser Fälle findet durch unabhängige Amtsärzte statt, die nicht im jeweiligen Krankenhaus angestellt sind, sondern bewusst eine Art Kontrollfunktion ausüben. Hier lautet die **zentrale Fragestellung**: Ist eine Unterbringung des Patienten wirklich notwendig und wurden alle anderen Behandlungsversuche bereits ausgeschöpft? Anschließend muss ein Richter ein juristisches Gutachten erstellen und erst dann greifen die Gesetze zu einer zwangsweisen Unterbringung.

Wo die Willensfreiheit endet

Bei bipolaren Patienten ist der häufigste Grund für eine solche Unterbringung die manische Phase. Im Gegensatz zu einer depressiven Episode, wo der Patient meist hilfesuchend ist und ein starkes Krankheitsgefühl hat, sind manische Patienten meist nicht einsichtig und gefährden sich und andere, weil sie zum Beispiel denken, sie seien unsterblich und könnten etwa auf einer Autobahn spazieren gehen. Ein anderer Unterbringungsgrund wäre der bereits erwähnte Suizidwunsch im Rahmen einer schweren depressiven Episode. Bipolare Patienten können also an beiden Extrempolen ihrer Erkrankung in Kontakt mit einer Unterbringung gelangen.

Bei **chronisch erkrankten Menschen**, also auch bei bei bipolaren Patienten, besteht zudem die Möglichkeit einer gesetzlichen Betreuung einzelner Teilbereiche ihres privaten Lebens. In einem derartigen Fall darf ein dafür vom Gericht ausgewählter Betreuer zum Beispiel die Post des Patienten öffnen, sich um die Wohnsituation kümmern oder die Behandlung in einem Krankenhaus anordnen.

Im Unterschied zur bereits erwähnten Unterbringungsform aufgrund akuter Gefährdungsmomente ist eine solche Behandlung im Krankenhaus mit einer anderen Unterbringungsform verbunden, bei der nicht zwangsläufig akute Gefahren vorliegen müssen. Hier entscheidet nach einer entsprechenden Begutachtung erneut der zuständige Richter, ob der Betroffene von einer Behandlung profitiert oder nicht, etwa dann, wenn es dringend notwendig wäre, rasche Stimmungswechsel in der Klinik zu behandeln, der Betroffene sich aber nicht so stark gefährdend verhält, dass die Gesetze zur **Eigen- und Fremdgefährdung** greifen. Natürlich stellt eine derartige Behandlung immer einen Einschnitt in den Willen des Betroffenen dar und ist als solche auch immer genauestens zu hinterfragen. In manchen Fällen gibt es aber keine andere Lösung, nicht nur bei der Bipolaren Störung. Eine schwer an Alzheimer erkrankte Patientin, die droht, in ihrer Wohnung zu verwahrlosen, muss entsprechend medizinisch versorgt werden, um Schlimmeres zu verhindern, auch wenn sie gegenwärtig keine akuten Gefährdungsmomente bietet. Das ist der **Anspruch unserer Sozialgesellschaft**, das ist auch mein Anspruch als Arzt, der den Menschen helfen möchte.

Eine Unterbringung lässt sich jederzeit seitens des Patienten anfechten und wird unmittelbar dann aufgehoben, wenn die Kriterien, die zur Unterbringung geführt haben, nicht mehr bestehen. Gerade in Deutschland sind die entsprechenden Gesetze sehr strikt. Der Ablauf einer Unterbringung ist folglich gesetzlich geregelt, wird seitens der Gutachter, der Amtsärzte und des Gerichts kontrolliert und hat somit nichts mehr mit dem „Wegsperren“ von

Patienten aus früheren Zeiten zu tun. Viele Patienten fühlen sich dennoch so, was grundsätzlich auch nur allzu verständlich ist. Eine Akutstation ist nun einmal leider nicht der ruhigste Ort und stellt je nach Ausstattung und Konzept der Klinik zusätzlichen Stress für den ohnehin kranken Patienten dar.

Neue Modelle

Einige Kliniken haben **neue Modelle zu geschlossenen Stationen** entwickelt, sodass es in diesen Einrichtungen zum Beispiel ganz bewusst keine geschlossenen Türen mehr gibt, damit sich die Betroffenen nicht noch mehr eingesperrt fühlen. Eine Unterbringung bedeutet außerdem nicht zwangsläufig, dass man als Betroffener nicht einmal vor die Tür gehen kann. Wenn Absprachen getroffen werden können, ist es vielen Patienten auch möglich, einen Spaziergang oder bei weiterer Besserung des Gesundheitszustands einen größeren Tagesausgang zu unternehmen.

Behandlung wider Willen

Ein weiteres mit Vorurteilen besetztes Thema sind **Behandlungen gegen den Willen des Patienten**. Viele Horrorfilme spielen in Psychiatrien, in denen Menschen heimlich Medikamente in den Tee gemischt werden. Wenn es solche Zeiten jemals gegeben haben sollte, dann sind sie heute auf jeden Fall Vergangenheit. Eine Behandlung gegen den Willen des Patienten ist, übrigens ebenso wie eine sogenannte **Fixierung** (hierbei wird der Patient vorübergehend mit Gurten an das Bett gebunden), nur in schweren Fällen von Gefährdung anderer oder seiner selbst erlaubt. Das greift zum Beispiel dann, wenn ein schwer in der Psychose steckender Patient einen anderen Patienten angreift, weil er glaubt, in ihm den Teufel zu sehen, oder ein manischer Patient unter Drogeneinfluss das Pflegepersonal angreift, weil er den Sinn der Behandlung nicht einsieht. Als diensthabender Arzt bin ich sowohl für die Sicherheit meiner Patienten als auch der Angestellten verantwortlich. In derartigen Fällen gibt es einfach keine andere Möglichkeit, als den Patienten zu fixieren und, wenn notwendig, medikamentös zu behandeln. Die **Gabe von Notfallmedikamenten** bei Eigen- oder Fremdgefährdung ist ebenfalls gesetzlich geregelt. Im Fall der Unterbringung ohne entsprechende akute Gefährdungsmomente begeht der Arzt eine Körperverletzung, wenn er dem Betroffenen ohne dessen Zustimmung Medikamente verabreicht. Lediglich bei chronischen Patienten, bei denen ohne eine entsprechende Medikation keine Besserung der Erkrankung zu erwarten ist, kann das zuständige Gericht auf Empfehlung des Betreuers einen Antrag für eine medikamentöse Behandlung anordnen, allerdings nur nach ausführlicher Begutachtung des Patienten und exakter Darlegung der Vor- und Nachteile. Ansonsten gilt in Deutschland: So lange jemand sich oder andere nicht akut gefährdet, entscheidet der Betroffene selbst über die medizinische Behandlung.

Arbeit mit Extremen

An die ersten Kontakte mit der Akutstation erinnert sich wohl jeder Arzt mit gemischten Gefühlen. Man sieht hier sehr viel Leid, aber auch viele schöne Momente. Zum Beispiel, wenn ein bislang sehr akuter Patient von der Behandlung profitiert und sich auf dem Weg der Besserung befindet. Es ist und bleibt eine **Arbeit mit Extremen**. Man muss versuchen, sich stets in den betroffenen Patienten hineinzuversetzen und auch dessen Sichtweise zu berücksichtigen, egal wie krank, eventuell aggressiv und unzurechnungsfähig

derjenige auch sein mag. Solche Zustände kann man leider manchmal nicht anders behandeln als mit Fixierung und Zwangsmedikation. Das sind die unschönen Seiten der Akutpsychiatrie. Diese Maßnahmen stehen aber am Ende einer Reihe von zunächst deeskalierend wirkenden Maßnahmen, wie zum Beispiel beruhigenden Gesprächen. Als Arzt muss man sich jederzeit klarmachen, welche Auswirkungen und Folgen die getroffenen Entscheidungen für den Patienten haben.
Letztlich ist die Akutstation eben das, was der Name besagt: Es geht hier um akute psychiatrische Krankheitsbilder. Ziel muss es daher sein, dem Patienten nach der Entaktualisierung die geeignete Behandlung zukommen zu lassen.

Ein Beispielfall

Am Beispiel einer **akuten manischen Episode mit Selbst- und Fremdgefährdung** könnte das wie folgt aussehen: Der Patient wird mit dem Rettungswagen in die Klinik eingeliefert, nachdem er auf den Gleisen einer S-Bahn aufgegriffen wurde. Er hatte versucht, eine fahrende S-Bahn anzuhalten, um den mitfahrenden Passanten von seiner neuen Idee zur Lösung der Armut in der Dritten Welt zu erzählen. Einer Aufnahme stimmt er nicht zu, hat keinerlei Krankheitseinsicht und muss in der Nacht der Aufnahme sogar gegen seinen Willen fixiert und medikamentös behandelt werden, da er das anwesende Personal massiv bedroht. Es folgt die richterliche Unterbringung des Betroffenen für zunächst zwei Wochen. Im Verlauf der Unterbringung bessert sich der Zustand des Patienten, er nimmt freiwillig eine antimanische Medikation ein und zeigt sich im Verlauf deutlich besser zugänglich und krankheitseinsichtig. Er schildert zurückliegende manische Phasen und möchte sich auch nach Ablauf der Unterbringung weiterhin in der Klinik behandeln lassen. Folglich wird die Unterbringung vorzeitig aufgehoben und der Patient kann nun auf eine offen geführte Therapiestation verlegt werden. Nach der Manie folgt nun leider die Depression, sodass der Patient auf freiwilliger Basis weiterhin zur Behandlung in der Klinik verbleibt. Ich habe viele dieser Fälle betreut und habe, trotz aller unschönen Seiten, die eine solche Akutbehandlung mit sich bringt, beobachten können, wie die Patienten davon profitiert haben. Mit einigen Patienten habe ich im Anschluss eine Psychotherapie begonnen und sie über mehrere Monate jede Woche auf dem Weg zur Stabilität begleitet. Für mich ist dies einer der schönsten Aspekte dieses Berufs.

NUN SIND SIE GEFRAGT!

Kennen Sie jemanden aus Ihrem Freundes- oder Bekanntenkreis, der schon einmal auf einer akutpsychiatrischen Station behandelt wurde? Sofern derjenige über seine Erfahrungen sprechen möchte, suchen Sie das Gespräch und lassen Sie sich einen Eindruck von einer Akutstation vermitteln: Welche positiven und negativen Erfahrungen hat der Betreffende gemacht? Können Sie sich vorstellen, wie es ist, Patient auf einer solchen Station zu sein?

KAPITEL

18 Einblicke in Therapiestation und Tagesklinik

18.1 Therapiestation

Eine **Therapiestation** hat in der Regel einen therapeutischen Schwerpunkt. Das bedeutet, dass neben den Ärzten und der Pflege auch Psychotherapeuten sowie weitere Therapeuten (Musiktherapeuten, Ergotherapeuten etc.) tätig sind. Gewöhnlich ist eine solche Therapiestation eine offen geführte Station. Wegen des offenen Settings können nur Patienten behandelt werden, die aufgrund ihres Krankheitsbilds auch dort therapierbar sind. Eine psychotherapeutische Behandlung setzt ein gewisses Maß an Kooperation voraus. Zudem sollten sich die Patienten auch psychisch in der Lage fühlen, am Therapieprogramm teilzunehmen.

Fortsetzung des Beispielfalls

Der im Beispiel in ➤ Kapitel 17 beschriebene Patient würde nach der Akutbehandlung für einige Wochen auf der Therapiestation bleiben. Neben einer medikamentösen Behandlung (zum Beispiel Einstellung auf einen Stimmungsstabilisierer) nimmt er an den Therapien teil, häufig in Form von verhaltenstherapeutischen Gruppentherapien. Das bedeutet, dass eine Gruppe von Patienten gemeinsam unter Anleitung der Psychotherapeuten das Therapieprogramm absolviert. Es geht dabei in erster Linie um **Psychoedukation** (Förderung des Verständnisses der Krankheit) und um die **Anwendung verhaltenstherapeutischer Therapiestrategien** wie dem Umgang mit schlechten Gedanken, dem Erkennen von Frühwarnzeichen, dem Grübelstopp oder der Stressbewältigung. Techniken, die auch in diesem Buch beschrieben und erläutert werden.

Wege auf die Therapiestation

Eine **Einweisung in das Krankenhaus** zu einem stationären Aufenthalt findet häufig durch den ambulant behandelnden Psychiater statt. Dieser schätzt ein, ob eine stationäre Behandlung unbedingt notwendig ist oder nicht. Nicht immer muss also zuvor ein akutpsychiatrischer Notfall wie im vorangegangenen Beispiel vorliegen. Patienten haben in den meisten Kliniken aber auch die Möglichkeit, sich durch Vorstellung in der Klinik selbst einzuweisen. Etwa dann, wenn ihr Leiden so groß ist, dass sie den Eindruck haben, etwas verändern zu müssen, oder sich beispielsweise eine umfangreiche Umstellung ihrer stimmungsstabilisierenden Medikation wünschen. Nicht selten werden Patienten auch zur diagnostischen Abklärung eingewiesen, etwa wenn der ambulante Psychiater nochmals genau prüfen lassen will, ob hinter den Stimmungsschwankungen seines Patienten eine Bipolare Störung steckt. Patienten, die noch nie in einer psychiatrischen Klinik behandelt wurden, haben häufig Ängste vor der Aufnahme. Sie befürchten zum Beispiel, weggesperrt oder als verrückt abgestempelt zu werden. Hier ist eine **umfangreiche Aufklärung** notwendig.

Auf der Therapiestation arbeiten …

Häufig können sich Patienten gar nicht vorstellen, wie es auf einer Therapiestation eigentlich zugeht. Auf einer solchen Station liegt der Schwerpunkt auf der psychotherapeutischen und, wenn notwendig, medikamentösen Behandlung von psychischen Erkrankungen. Neben den ärztlichen Kollegen sowie dem Team der Pflege arbeiten auf einer Therapiestation Psychotherapeuten und die ergänzenden Therapeuten wie Ergo- und Musiktherapeuten. Werfen wir also zunächst einen Blick auf die Aufgaben der einzelnen Berufsgruppen.

Krankenpfleger …

Die **pflegerische Arbeit auf einer Therapiestation** unterscheidet sich in einigen Punkten von der Arbeit, die man als Krankenpflegender auf einer regulären Station im Krankenhaus verrichtet. Wenn es sich nicht um eine Therapiestation für Demenzerkrankungen oder andere Erkrankungen des hohen Alters handelt, ist da natürlich zunächst der Altersunterschied der Patienten zu nennen. In der Regel sind die Patienten deutlich jünger als auf anderen Stationen im Krankenhaus. Der Patient wird auf der Therapiestation also nicht klassisch gepflegt, indem man ihm das Essen reicht oder ihn wäscht, das kann er nämlich in der Regel selbstständig erledigen. Die Pflege kümmert sich primär darum, dass der Stationsalltag reibungslos abläuft. So werden beispielsweise Medikamente bereitgestellt oder der Patient zu Untersuchungen angemeldet. Je nach Ausrichtung der Station und des Ausbildungsgrads der Angestellten erfüllt die Pflege auch therapeutische Aufgaben, wie zum Beispiel die Leitung einer sogenannten Morgenrunde, in der die Patienten eine erste Rückmeldung geben können, wie es ihnen an diesem Tag geht.

Ärzte …

Die **Ärzte in einer psychiatrischen Klinik** gliedern sich je nach Ausbildungsstand in Assistenzärzte und Fachärzte. In der Regel befinden sich die Assistenzärzte in der Ausbildung zum Facharzt für Psychiatrie. In Deutschland gibt es heutzutage den Facharzt für Psychiatrie und Psychotherapie (hierbei muss auch eine therapeutische Ausbildung in Verhaltenstherapie oder Tiefenpsychologie absolviert werden). Dieser Facharzt hat die ältere Bezeichnung Facharzt für Psychiatrie abgelöst. Als Nervenarzt bezeichnet man eine kombinierte Facharztausbildung aus Psychiatrie und Neurologie. Neben weiteren Facharztqualifikationen, wie beispielsweise dem Facharzt in Psychosomatik, sind aber noch andere Kombinationen denkbar. So müssen beispielsweise Fachärzte für Neurologie mindestens ein Jahr Tätigkeit in der Psychiatrie nachweisen und manch ein Hausarzt entscheidet sich im Rahmen seiner Ausbildung ebenfalls dazu, eine gewisse Zeit in der Psychiatrie zu arbeiten. Je nachdem, welche Stelle ein psychiatrischer Facharzt dann in der Klinik antritt, ist er entweder Facharzt, Oberarzt oder Chefarzt. Die ärztlichen Aufgaben auf einer Therapiestation betreffen das gesamte medizinische Spektrum des jeweiligen Patienten. Zunächst wird der Patient entsprechend aufgenommen und ärztlich untersucht. Meist werden Laborkontrollen der Blutwerte durchgeführt und Aufzeichnungen der elektrischen Aktivität des Herzens (EKG) vorgenommen. Wenn nötig, werden körperliche Erkrankungen mitbehandelt oder entsprechende weitergehende Untersuchungen angemeldet. Die Ärzte einer Therapiestation kümmern sich im Anschluss um die Planung einer medikamentösen Behandlung des jeweiligen Patienten. Je nach therapeutischer Ausbildung und Ausrichtung der Klinik sind sie mehr oder weniger in den Psychotherapieplan der Station eingebunden und führen Einzelgespräche oder leiten Therapiegruppen. An dieser Stelle gibt es Überschneidungen zu den Psychotherapeuten auf der Station.

Psychotherapeuten …

Der Schwerpunkt der **Aufgaben der Psychotherapeuten** ist die therapeutische Arbeit mit den Patienten, etwa im Rahmen von Gruppentherapien. Neben dem Gruppenprogramm bieten die meisten Therapiepläne in Einzeltherapien auch die Möglichkeit, im Gespräch mit dem Therapeuten Dinge zu besprechen, die in der Gruppentherapie nicht bearbeitet werden können. Hier geht es dann eher um die Lebensgeschichte des Patienten, eventuelle Schwierigkeiten in der Partnerschaft und die individuelle Bearbeitung von Problemfeldern. Meist sind die Psychotherapeuten auch mit der Diagnosestellung (unter Zuhilfenahme psychologischer Testverfahren) betraut. In der Regel haben die in der Klinik arbeitenden Psychotherapeuten Psychologie studiert und danach ihre therapeutische Ausbildung begonnen. Aktuell befindet sich das Ausbildungssystem in der Umstellung, sodass man in Zukunft gezielter Psychotherapeut werden kann (Psychotherapiestudium). Auch der Arzt kann als Psychotherapeut arbeiten, vorausgesetzt er hat ebenfalls die entsprechende Ausbildung absolviert. Dies ist zwingend vorgeschrieben, um zum Beispiel die Zulassung als Facharzt für Psychiatrie und Psychotherapie zu erhalten. Die Begriffe **Psychiater und Psychologe** werden von vielen Menschen häufig verwechselt. Zur einfacheren Unterscheidung spricht man deswegen vom ärztlichen oder vom psychologischen Psychotherapeuten. Im Unterschied zu den ärztlichen Psychotherapeuten darf der psychologische Psychotherapeut keine Medikamente verordnen.

… und Komplementärtherapeuten

Die **Therapeuten der komplementären (ergänzenden) Verfahren** haben eine andere Ausbildung als die psychologischen Psychotherapeuten. Es gibt verschiedene ergänzende Therapieverfahren, die je nach Ausrichtung der Station variieren. Einige haben wir bereits kurz in ➤ Kapitel 11 dargestellt: In der **Musiktherapie** hören die Patienten Musik oder musizieren selbst, um beispielsweise Gefühle auszudrücken. Im Rahmen der **Ergotherapie** werden die kreativen Fähigkeiten des Patienten aktiviert. Hier geht es um das Schaffen eines Werks, beispielsweise durch Malen oder Töpfern. Die **Tanztherapie** bietet Gelegenheit zur Bewegung und zum Ausdruck von Gefühlen und in den **Entspannungsverfahren** lernen die Patienten mithilfe verschiedener Verfahren ihre Anspannung zu reduzieren.

Die Therapiestation bietet den Patienten also eine intensive Psychotherapie und medikamentöse Behandlung, falls diese sinnvoll ist. Die Zusammenarbeit der verschiedenen Berufsgruppen sorgt letztlich dafür, dass der Patient möglichst umfassend behandelt wird.

Alltag auf der Therapiestation

Über die Woche verteilt finden die verschiedenen Therapien statt. Meist gibt es wie in der Schule verschiedene Stundenpläne, die den Patienten vorliegen. So wissen sie immer, wann die jeweilige Therapie stattfindet. Im Rahmen von ärztlichen Visiten werden die medizinischen Anliegen der Patienten besprochen und Anpassungen der Medikation vorgenommen. Neben dem Therapieprogramm bietet die Gruppensituation einer solchen Station auch die Möglichkeit, neue soziale Kontakte zu schließen. Man sitzt im selben Boot und hilft sich gegenseitig. Mit zunehmender Dauer der Behandlung und einsetzender Besserung der Symptome nutzen viele Patienten die Zeit außerhalb des Therapieprogramms am Wochenende oder am frühen Abend, um Unternehmungen zu machen.

Wie es danach weitergeht

Vor dem Ende des Aufenthalts im Krankenhaus wird mit dem Patienten die weitere Behandlung besprochen. Hierzu gibt es **spezielle Besprechungen**, in denen eventuell noch offene Fragen im Team mit Vertretern aller Berufsgruppen geklärt werden. Basis ist erneut das zugrunde liegende Problem des Patienten. Kann der Betroffene nun seinen Alltag wieder meistern? Droht eine erneute Manie? Ist die Depression so weit unter Kontrolle? Ist beispielsweise eine weitere Stabilisierung in einer Tagesklinik empfehlenswert oder ist eine ambulante Weiterbehandlung ausreichend?

18.2 Tagesklinik

Konzept und Schwerpunkt

Mit der ambulanten Behandlung beschäftigen wir uns ausführlich in ➤ Kapitel 19, vorab möchte ich Ihnen noch kurz das **Konzept einer Tagesklinik** vorstellen. Im Unterschied zur Behandlung auf einer Therapiestation findet die Behandlung in einer Tagesklinik ausschließlich tagsüber statt. Die Patienten schlafen zu Hause und haben die Wochenenden zur freien Verfügung. In der Regel ist die Behandlung so konzipiert, dass die Patienten unter der Woche von morgens bis zum Nachmittag am Therapieprogramm teilnehmen. Die Behandlungsdauer ist meist auf einige Wochen ausgerichtet. Der **Schwerpunkt einer Tagesklinik** ist die Psychotherapie. Es gibt viele verschiedene Arten von Tageskliniken. Das Therapieprogramm ist dem der stationären Behandlung ähnlich, jedoch meist intensiver. Man unterscheidet unspezifische Tageskliniken, in denen eine allgemeine Therapie für psychisch erkrankte Menschen angeboten wird, und spezifische Tageskliniken. Letztere beispielsweise für Persönlichkeitsstörungen, Depressionen oder eben die Bipolare Störung.

Wie es im Beispielfall weitergeht

Der oben im Beispiel beschriebene Patient würde nach der Akutbehandlung und dem Verbleib auf der Therapiestation anschließend noch in eine **Tagesklinik** wechseln, um dort eine schrittweise Alltagsbelastung zu erproben. Der Patient muss jedoch bereits ausreichend stabil und therapiefähig sein. Ist er das nicht, weil er beispielsweise nicht schlafen kann oder so hypoman ist, dass er dem Therapieprogramm nicht folgen kann, so ist zunächst eine stationäre Weiterbehandlung zu empfehlen.

Wann der Aufenthalt in der Tagesklinik sinnvoll ist

Die **tagesklinische Behandlung** ist, wenn man so will, für einige Patienten also gewissermaßen der Flur zur Ausgangstür der Klinik. Sie rundet eine Behandlung im Krankenhaus ab und schafft Voraussetzungen für die ambulante Weiterbehandlung. Aber auch für eigentlich ambulante Patienten, die intensiveren psychotherapeutischen Bedarf haben und unter Umständen zu lange auf die Aufnahme einer ambulanten Psychotherapie warten würden, kann eine tagesklinische Behandlung empfehlenswert sein.

Ein typischer Tag

Doch wie sieht eigentlich **ein typischer Tag in der Tagesklinik** aus? Der Tag startet meist mit einer kurzen Morgenrunde, in der jeder eine Rückmeldung geben kann, wie es ihm geht, und in der die Planung des Tages besprochen wird. Im Anschluss startet das reguläre Therapieprogramm. In den Psychoedukationsgruppen etwa wird das Verständnis für die eigene Erkrankung vermittelt. Die Patienten lernen hier zum Beispiel, wie sie ein Stimmungstagebuch führen sollten. Unterstützt wird das Therapieprogramm durch die begleitenden Therapieverfahren, viele Tageskliniken bieten zudem Sportprogramme an. Am Nachmittag ist dann noch Zeit für die Einzelgespräche, ehe der Behandlungstag meist in Form einer kurzen gemeinsamen Runde, in der jeder seine Rückmeldung zum Tag geben kann, ausläuft. Im Rahmen von Visiten schauen die Ärzte einer Tagesklinik auf die Gestaltung einer medikamentösen Mitbehandlung. Da man den Patienten meist einige Wochen lang jeden Wochentag sieht, ist eine sehr intensive ärztliche Betreuung möglich, wie man sie im ambulanten Rahmen nicht bewerkstelligen könnte. Tagesklinische Konzepte sind meiner Meinung nach daher ein wichtiger Schritt in Richtung einer besseren Patientenversorgung.

NUN SIND SIE GEFRAGT!

Kennen Sie jemanden aus Ihrem Freundes- oder Bekanntenkreis, der schon einmal auf einer Therapiestation oder in einer Tagesklinik behandelt wurde? Sofern derjenige über seine Erfahrungen sprechen möchte, suchen Sie das Gespräch und lassen Sie sich einen Eindruck von einer Therapiestation bzw. einer Tagesklinik vermitteln. Welche positiven und negativen Erfahrungen hat der Betreffende gemacht? Können Sie sich vorstellen, wie es ist, Patient in einer Therapiestation bzw. einer Tagesklinik zu sein?

KAPITEL

19 Einblicke in die ambulante Behandlung

Die meisten bipolaren Patienten werden im ambulanten Bereich behandelt. Und wenn doch irgendwann aufgrund einer manischen oder einer schweren depressiven Episode eine Behandlung im stationären oder im tagesklinischen Bereich einer Klinik notwendig werden sollte, dann ist die **ambulante Weiterbehandlung** immer das Ziel: Der Patient soll wieder seinem normalen Alltag nachgehen können und wird im ambulanten Bereich seine Termine wahrnehmen. Doch wie sieht die ambulante Weiterbehandlung genau aus? Im Kern ruht die ambulante Behandlung auf **zwei Säulen der Therapie**.

1. Säule: die Psychotherapie

Sehr wichtig ist dabei eine **regelmäßige psychotherapeutische Weiterbehandlung**. Eine Pille zum Lösen aller Probleme gibt es leider nicht und wer nicht lernt, im Rahmen der Therapie Veränderungen umzusetzen, der wird es schwer haben, seine Bipolare Störung in den Griff zu bekommen. Die Therapie wird bei den meisten bipolaren Patienten zu einem Großteil aus einer **verhaltenstherapeutisch orientierten Psychotherapie** bestehen. Je nach Art und Ausprägung der Bipolaren Störung können auch andere Therapieverfahren sinnvoll sein, wie sie bereits in ➤ Kapitel 10 und ➤ Kapitel 11 besprochen wurden.

Eine **Verhaltenstherapie** läuft normalerweise so ab, dass der Patient einmal in der Woche für eine Stunde in die Praxis eines Psychotherapeuten kommt. Nach einigen Probestunden stellt der Psychotherapeut dann einen Antrag zur Übernahme der Kosten bei der Krankenkasse und wird den weiteren Ablauf mit dem Patienten besprechen. Meist werden zunächst 25 Stunden absolviert, die bei Notwendigkeit verlängert werden können. In der Regel werden die Kosten für eine Psychotherapie von allen Krankenkassen übernommen, wobei natürlich gewisse Voraussetzungen zu beachten sind. Ein sehr viel größeres Problem ist hingegen, dass man mitunter sehr lange auf einen freien Therapieplatz warten muss. Es macht deshalb in jedem Fall Sinn, sich frühzeitig um die Aufnahme einer Psychotherapie zu kümmern.

Wir haben bereits Psychotherapeuten mit einem psychologischen Hintergrund (das heißt Studium der Psychologie und dann Absolvierung einer therapeutischen Ausbildung) von ärztlichen Psychotherapeuten (Studium der Medizin und anschließende therapeutische Ausbildung) unterschieden. **Es ist empfehlenswert**, mit dem (ärztlichen) Psychotherapeuten lediglich Therapien durchzuführen und ihn nicht auch die medikamentöse Behandlung planen zu lassen, da es dabei zu Konflikten in der Therapie kommen kann. Zum Beispiel, wenn der Patient in der Therapie beginnt, die Sinnhaftigkeit seiner Stimmungsstabilisatoren anzuzweifeln und mitteilt, diese absetzen zu wollen.

2. Säule: die ärztliche Behandlung

Der ambulante Arzt betreut die **wichtige medizinische Nachsorge** des Patienten. Er ist für die Weiterverordnung der Medikation zuständig und nimmt im Verlauf gegebenenfalls eine Anpassung vor. Erster Ansprechpartner ist bei vielen Patienten meist der Hausarzt, bei dem einige Patienten auch im Verlauf lieber bleiben wollen, da sie Vertrauen zu ihm haben.

Warum der Hausarzt oft nicht ausreicht

Das ist absolut nachvollziehbar, bei der Bipolaren Störung allerdings aus mehreren Gründen **nicht zu empfehlen**: Viele **Hausärzte** haben einen exzellenten Blick für psychiatrische Diagnosen und sind bestens geeignet, beispielsweise einen unipolar-depressiven Patienten längerfristig zu betreuen. Eine Bipolare Störung erfordert jedoch unbedingt weitergehendes Fachwissen, das meist den persönlichen Erfahrungshorizont des Hausarztes überschreitet. So, wie bei einigen Erkrankungen des Herzens die Überweisung an einen Herzspezialisten notwendig ist, so ist sie es auch bei manchen psychischen Erkrankungen und insbesondere bei der Bipolaren Störung. Zudem kann der Hausarzt vor dem Hintergrund der Verweigerung der Kostenübernahme durch die Krankenkasse eventuell nicht alle Medikamente verschreiben. Außerdem ist der **Psychiater** meist umfassender darüber informiert, welche therapeutischen Angebote infrage kommen oder hat bestenfalls selbst eine therapeutische Ausbildung, kann also mit dem nötigen therapeutischen Fachwissen weitergehende Behandlungsempfehlungen geben. Ein Psychiater hat also erstens mehr Erfahrung mit psychischen Erkrankungen und zudem in der Regel auch mehr Spielraum im Rahmen der medikamentösen Behandlung. Wie bereits beschrieben, gibt es mehrere Fachärzte, die man landläufig als Psychiater bezeichnet (➤ Kapitel 18). So etwa den **Facharzt für Psychiatrie und Psychotherapie** (mit zusätzlicher therapeutischer Ausbildung) oder den **Nervenarzt** (mit zusätzlichem neurologischem Schwerpunkt). Auch ohne vorherige stationäre Behandlung kann Ihr Hausarzt beim Verdacht auf eine Bipolare Störung eine Überweisung zum Psychiater veranlassen. Viele Patienten haben Berührungsängste mit der Psychiatrie, wollen nicht als „verrückt“ abgestempelt werden. Es ist wichtig, hier Aufklärung zu leisten und zu informieren – ganz so wie es dieser Ratgeber tut. Wenn die Ängste überwunden sind, steht der Vorstellung beim Psychiater scheinbar nichts mehr im Wege, doch der muss zunächst gefunden werden. Häufig muss man auch hier mit längeren Wartezeiten rechnen.

Wenn der Psychiater ins Spiel kommt

Zuerst steht dann eine **genaue diagnostische Einschätzung** der Bipolaren Störung an. Dazu wird sich der Psychiater ausführlich mit Ihrer aktuellen und der zurückliegenden Lebenssituation beschäftigen und Ihnen einige spezifische Fragen stellen. Meist kommen auch diagnostische Fragebögen zum Einsatz. Wird die Bipolare Störung bestätigt, geht es darum, die psychotherapeutische Behandlung zu planen. Lässt sich eine ambulante Psychotherapie in die Wege leiten? Ist eine stationäre Behandlung notwendig? Empfiehlt sich zur Überbrückung gegebenenfalls die Behandlung in einer Tagesklinik? Es wird sich zudem die Frage nach einer medikamentösen Behandlung stellen. Wie bereits dargelegt, ist diese bei einigen Formen der Bipolaren Störung unbedingt zu empfehlen, da sonst auch die Psychotherapie erfolglos bleibt. Bei leichteren Verlaufsformen lässt sich jedoch eventuell auch darauf verzichten. Diese Fragen wird der Psychiater mit Ihnen erörtern.

Aufgabenbereich des Psychiaters nach der Klinik

Auch nach der Behandlung in einer Klinik oder Tagesklinik kommt dem ambulanten Arzt eine **wichtige Funktion** zu: Er verordnet weiterhin die Medikamente und nimmt im Verlauf Veränderungen an der Dosis vor. Er wird auf mögliche Nebenwirkungen achten und nach ausreichend langer Stabilität mit Ihnen gemeinsam entscheiden, ob das Medikament nicht auch versuchsweise reduziert oder im Falle eines Antidepressivums nach Abklingen der depressiven Episode abgesetzt werden kann. Im Idealfall kommen die Patienten dazu alle 3 Monate zu einem Termin in der Arztpraxis vorbei, engmaschigere Termine sind bei Zustandsverschlechterung oder umfangreichen medikamentösen Umstellungsversuchen jedoch ebenfalls möglich.

Behandlung in der PIA

Eine ambulante Behandlung muss übrigens nicht ausschließlich in einer klassischen Arztpraxis erfolgen. Viele Kliniken bieten heutzutage auch eine Behandlung in der sogenannten **psychiatrischen Institutsambulanz (PIA)** an. Das ist im Prinzip eine an die Klinik angeschlossene ambulante Arztpraxis. Durch die enge Verzahnung von PIA und Klinik können die Patienten zum Beispiel auch psychotherapeutisch mitbetreut werden und im Bedarfsfall ist eine stationäre Behandlung unkompliziert möglich.

Letztlich ist es egal, welche ambulante Behandlung gewählt wird. Das **Ziel** ist relativ klar: Der Betroffene sollte möglichst euthym seinen Alltag gestalten können. Die ambulante Psychotherapie und die ambulante ärztliche Betreuung leisten dabei einen sehr wichtigen Beitrag.

NUN SIND SIE GEFRAGT!

Machen Sie sich nochmals klar, welches die beiden Säulen der ambulanten Behandlung sind.

- Wann ist eine Psychotherapie bei Bipolarer Störung wichtig, wann eine medikamentöse Behandlung?
- Welche Aufgaben hat der Psychotherapeut?
- Welche Aufgaben übernimmt der weiterbehandelnde Arzt?

Sollten Sie nach der bisherigen Lektüre dieses Buches eine Bipolare Störung bei sich vermuten, trauen Sie sich ruhig, Ihren Hausarzt auf eine Überweisung zum Psychiater anzusprechen.

KAPITEL

20 Depressive Gedanken und wie man sie los wird

Der sogenannte kognitive Teil der Verhaltenstherapie beschäftigt sich mit der Veränderung von Gedanken. Wie bereits am Beispiel des **Fühlen-Denken-Handeln-Modells** dargestellt (➤ Kapitel 6), spielen **negative Gedanken** eine große Rolle bei der Aufrechterhaltung einer depressiven Episode. Der Einfluss der negativen Gedanken ist groß: Sie wirken sowohl auf die Gefühls- als auch auf die Handlungsebene und damit auf das gesamte Erleben des Patienten. Nicht selten sehnen sich bipolar depressive Patienten nach dem Zustand der Manie zurück, dem Moment, in dem sie leistungsfähiger waren und ein besseres Bild von sich selbst hatten. In der Depression hingegen fühlen sie sich kraft- und wertlos. Bei diesen depressiven Gedanken können wiederkehrende Verhaltensmuster identifiziert werden, wie das folgende Beispiel verdeutlicht.

Nicht alles ist schlecht

Depressive Patienten neigen dazu, eine einzelne Situation zu verallgemeinern und in eine Reihe von ähnlichen Situationen einzuordnen **(übertriebenes Verallgemeinern)**. Häufig dehnen sich diese Gedanken dann auf andere Lebensbereiche aus. Zum Beispiel könnte die Tatsache, dass der Patient im Rahmen seiner Depression einen bereits lange anstehenden Vortrag für seine Arbeit mehr schlecht als recht gehalten hat, die Überzeugung hervorrufen, dass er ohnehin nicht für den Beruf geeignet ist. Er verallgemeinert also eine einzelne Situation und macht sie damit zu einem scheinbar allgemein gültigen Grundsatz. Ein typischer Gedanke wäre beispielsweise: „Ich bin absolut ungeeignet, meinen Beruf auszuüben." Das Problem hierbei: Dieser Gedanke entspricht nicht der Realität. Zur Lösung dieses Problems empfiehlt es sich, die auslösende Situation genau zu betrachten, an die Stelle der ursprünglich schlechten Gedanken soll nun ein alternativer Gedanke treten:

1. **Welches Ereignis war die Ursache?** – In diesem Fall ein misslungener Vortrag
2. **Welches Gefühl hat dieses Ereignis ausgelöst?** – Traurigkeit, Wut auf sich selbst
3. **Welche automatischen depressiven Gedanken folgten daraus?** – „Ich bin absolut ungeeignet, meinen Beruf auszuüben."

Manie ≠ Idealzustand

Im nächsten Schritt soll nun an die Stelle des automatisch depressiven Gedankens ein alternativer Gedanke treten. Dazu braucht der Patient eine **Vorstellung vom Idealzustand** der Situation. Das Problem hierbei: Diese Vorstellung ist bei einem schwer depressiven Patienten häufig einer zurückliegenden Manie entliehen und damit nicht wirklich geeignet, als Idealzustand zu dienen. In unserem Beispiel etwa sieht der Patient den aktuell unerreichbaren Zustand seiner übertriebenen

Kommunikations- und Darstellungsfähigkeit im Rahmen der letzten Manie als Idealzustand an. Es kommt also gewissermaßen zu einer **Verschiebung der Ideale**, was weiteren Nährboden für depressive Gedanken bietet. Der Patient vergisst in der tiefsten Depression häufig, dass sein Verhalten im Rahmen der letzten Manie keinesfalls einen Idealzustand darstellt. Er wünscht sich sehnlichst, wieder so gesprächig und offen zu sein wie früher, lässt dabei aber beispielsweise das Detail aus, dass die letzte gesellige Runde in seinem Freundeskreis in einem Polizeieinsatz endete, weil der Patient aufgrund seiner Überheblichkeit unbedingt mit einem anderen Kneipenbesucher Streit anfangen musste.

Realitätsprüfung

Der **alternative Gedanke** muss also zunächst einmal darauf überprüft werden, ob er überhaupt realistisch und sinnvoll ist. In diesem Fall wäre der alternative Gedanke: „Ich wäre gerne wieder so kommunikativ und offen wie damals an dem Abend in der Kneipe, um meinen Vortrag perfekt halten zu können." – Also kein sinnvoller Idealzustand. So wie damals zu sein ist unerreichbar und das ist ja auch durchaus sinnvoll, eine erneute handgreifliche Meinungsverschiedenheit kann schließlich nicht Ziel des Patienten sein und hilft ihm keineswegs bei seinem aktuellen Problem, den Vortrag besser halten zu können. Aber er kann sich als Idealzustand beispielsweise wünschen, wieder offener sprechen (ohne wie damals unzusammenhängende Dinge von sich zu geben) oder Dinge vermitteln zu können (ohne andere Menschen abzuwerten und eine Auseinandersetzung anzuzetteln).
Um diesen Zustand erreichen zu können, ist es wichtig, den alternativen Gedanken positiver zu formulieren. Aus der absoluten Unfähigkeit für den Beruf kann beispielsweise der alternative Gedanke abgeleitet werden. Im **Resultat** ändert sich dann die gesamte Situation:

4. **Welche alternativen Gedanken gäbe es?** – „Der schlechte Vortrag heißt nicht, dass ich ungeeignet bin. Mir geht es aktuell nicht gut und das schlägt sich in solchen Situationen nieder. Aber ich werde daran arbeiten."
5. **Wie sieht die Situation mit den neuen Gedanken aus?** – „Ich werde mich aufraffen und den nächsten Vortrag viel besser machen, dann kann ich auch wieder stolz auf mich sein."

So lässt sich Schritt für Schritt ein ursprünglich falsches Verhalten, in diesem Fall das Verallgemeinern, in einen **positiven Gedanken** umwandeln. Der neue Gedanke liefert dabei passenderweise direkt eine **Verhaltensänderung**: abhaken, Zähne zusammenbeißen und die Depressionsspirale nach oben klettern. Der Weg kann dabei mitunter langwierig sein. Automatische Gedanken werden durch bisherige Erfahrungen geprägt und sind häufig bereits seit der Kindheit treue Begleiter. Zudem stehen, wie im Beispiel gezeigt, oftmals unrealistische Vorstellungen als Ideal im Raum, die meist manischen Phasen entsprungen sind.

NUN SIND SIE GEFRAGT!

Schauen wir uns nun weitere Verhaltensmuster an. Überlegen Sie sich schon während des Lesens Beispiele aus Ihrem Leben und mögliche Lösungsstrategien. Achten Sie dabei auch auf unrealistische Ideale, die einer Manie entsprungen sein könnten.

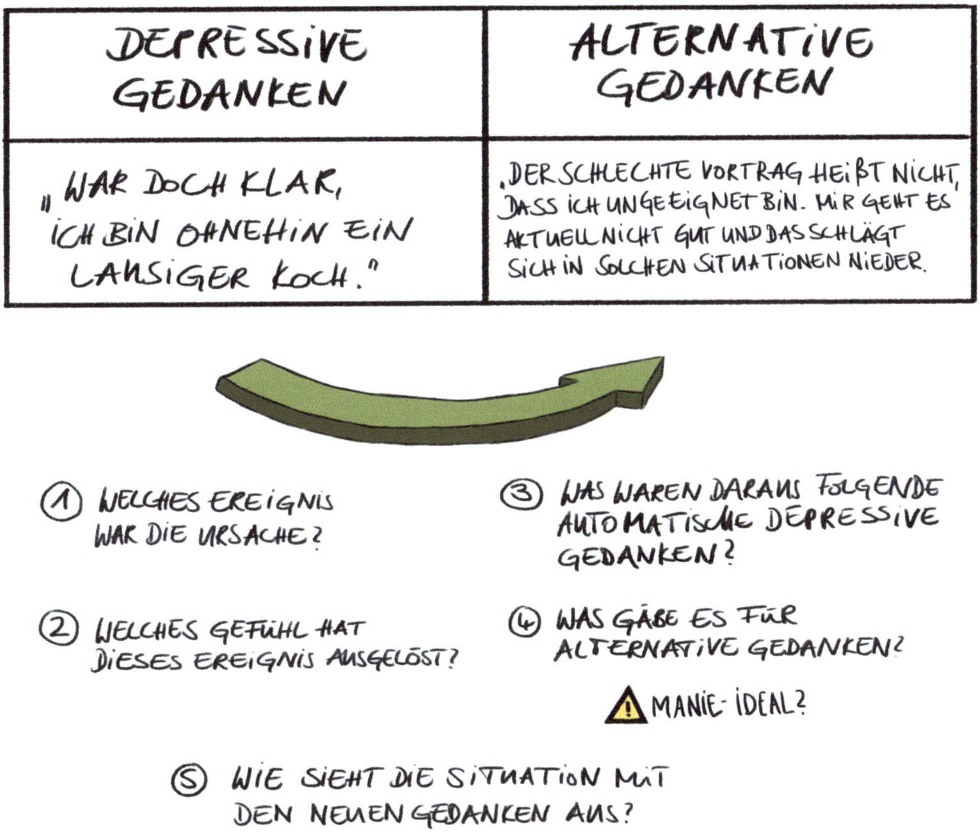

Abb. 22 Von depressiven Gedanken zu alternativen Gedanken

Das Leben ist nicht schwarz oder weiß

Bipolar-depressiven Patienten geht häufig das Mittelmaß verloren **(Schwarz-Weiß-Denken)**. Es gibt nur noch gut oder schlecht, **Depression oder Manie**, wobei in der Depression auch viele Symptome der Manie negative Auswirkungen behalten, beispielsweise in der Manie provozierte Streitigkeiten oder Verschuldungen nach immensen finanziellen Ausgaben. Ein ausgeglichener Normalzustand erscheint unerreichbar.

Betroffene nehmen meist die ganze Schuld auf sich. Ein typischer Gedanke lautet: „Ich mache alles falsch!“ Gehen Sie noch einmal ein passendes Beispiel durch. Das auslösende Ereignis kann etwa eine gescheiterte Beziehung oder eine Verschuldung sein. Prüfen Sie im Anschluss das dadurch ausgelöste Gefühl und im nächsten Schritt die automatisch auftretenden depressiven Gedanken. Welche alternativen Gedanken gibt es? Solche alternativen Gedanken könnten zum Beispiel darin bestehen, aus den begangenen Fehlern für eine kommende Beziehung zu lernen oder sich vorübergehend finanziell einzuschränken, um Schulden abzubauen. Wie würde die Situation mit den neuen Gedanken aussehen? Wichtig ist hierbei, dass der alternative Gedanke auch realisierbar ist, ähnlich der bereits besprochenen Überprüfung im Vergleich zum Ideal, das aus der Manie stammt. Den depressiven Gedanken, völlig verarmt zu sein, dadurch zu ersetzen, dass man ohnehin nächste Woche in der Lotterie gewinnt, ist nicht zu empfehlen.

NUN SIND SIE GEFRAGT!

Nachfolgend finden Sie weitere negative Gedanken und wiederkehrende Verhaltensmuster. Arbeiten Sie statt der hier angegebenen Beispiele, wenn möglich, mit Situationen aus Ihrem eigenen Leben. Vielleicht erkennen Sie sich aber auch in den genannten Beispielen wieder. Gehen Sie dann die oben beschriebenen Schritte (1. bis 5.) durch. Fertigen Sie so für jeden Gedanken eine Tabelle wie im illustrierten Beispiel (➤ Abb. 22) an.

20

Negative Gedanken …

a. **Katastrophisierende Gedanken:** „Dieses tiefe depressive Tal, in dem ich feststecke! Es gibt keine Hoffnung mehr für mich!“
b. **Andauerndes Beziehen auf sich selbst:** „Man kann mir ansehen, dass es mir nicht gut geht!“
c. **Unstillbares Verantwortungsgefühl:** „Wäre ich doch nur mehr für meinen Opa da gewesen, als es ihm so schlecht ging!“
d. **Voreiliges Schlussfolgern:** „Neulich hat mich mein Nachbar nicht gegrüßt, er mag mich nicht!“
e. **Unrealistische Ansprüche:** „Das Leben ist kein Zuckerschlecken, man muss mit allem allein fertigwerden!“
f. **Emotionen als Beweis:** „Ich fühle mich als minderwertiger Mensch, folglich bin ich ein minderwertiger Mensch!“
g. **Negative Erwartungen:** „Hoffentlich packe ich das, so schlecht wie es mir gerade geht!“
h. **Positives nicht zulassen:** „Das war jetzt keine besondere Leistung, das kann doch jeder!“
i. **Etikettenschwindel:** „Die Welt ist ein schrecklicher Ort!“

j. Depressive Filterfunktion: „Als meine Schwester neulich sagte, ich soll mich mal öfter bei ihr melden, war doch vollkommen klar, dass ich ein schlechter Bruder bin!"
k. Dunkle Vergangenheit: „Ich war doch schon immer meist depressiv, seit der Schule auf jeden Fall!"
l. Über- und Untertreibung: „Die anderen machen alles immer perfekt, mir gelingt hingegen gar nichts!"

NUN SIND SIE GEFRAGT!
- Fallen Ihnen weitere Beispiele ein?
- Ist es Ihnen schwergefallen, alternative positive Gedanken zu finden?

… und Lösungswege

Weitere mögliche Lösungsvorschläge für die oben genannten Beispiele:
a. „Jede depressive Episode ist behandelbar, auch meine!"
b. „Was interessieren mich Leute, die mich nicht so akzeptieren wie ich bin?"
c. „Man ist nicht für alles verantwortlich, ich habe alles mir Mögliche versucht!"
d. „Wahrscheinlich hat er mich gar nicht wahrgenommen. Er hat so beschäftigt ausgesehen."
e. „Manchmal muss man auch Hilfe zulassen können. Man kann nicht alles allein stemmen."
f. „Ich schaue auf meine positiven Seiten. Viele Menschen blocken Gefühle ab, weil sie sich nicht damit auseinandersetzen wollen, ich versuche es wenigstens."
g. „Und wenn schon, Übung macht den Meister!"
h. „Das war doch ganz gut, jemand anderes hätte es vielleicht nicht so gut gekonnt wie ich."
i. „Es gibt auch schöne Dinge auf der Welt und es liegt an uns, diese überwiegen zu lassen."
j. „Eigentlich wollte sie mir damit nur sagen, dass ich ein toller Bruder bin und sie mich vermisst."
k. „Es gab so viele Jahre, in denen ich ausgeglichen und fröhlich war, wahrscheinlich die meiste Zeit!"
l. „Nobody is perfect, ich habe Schwächen, aber auch viele Stärken! Das geht den anderen auch so!"

NUN SIND SIE GEFRAGT!
Beschäftigen Sie sich zum Abschluss noch einmal mit der von Ihnen erstellten Tabelle. Können Sie die positiven Alternativen so annehmen? Wiederholen Sie diese Übung einige Male mit anderen Beispielen.

KAPITEL

21 Spaltentechnik und Grübelstopp

Im vorangegangenen Kapitel haben wir uns bereits mit negativen Gedanken beschäftigt und versucht, diese durch positive zu ersetzen. In der Übung mag das recht leichtfallen, schwierig hingegen ist die Umsetzung im Alltag. Dabei hilft das Erkennen von automatisch auftretenden depressiven Gedanken.

Bleiben wir beim **Beispiel des voreiligen Schlussfolgerns**: Das ursächliche Ereignis ist die Tatsache, dass der Nachbar nicht grüßt. Durch die automatischen Gedanken führt dies direkt zum **Gefühl des Abgelehntwerdens**. Entscheidend ist hierbei der automatisch ablaufende Zwischenschritt. Warum fühlt man sich abgelehnt? Warum macht einen die Situation traurig? Man interpretiert eine neutrale Situation und gibt ihr eine Bedeutung, die nicht der Realität entspricht. Diese Interpretation wird mithilfe automatischer Gedanken vorgenommen. Der Nachbar grüßt nicht, das bedeutet ganz klar, dass er einen nicht mehr mag. Und erst im zweiten Schritt fühlt man sich abgelehnt.

Die Situation kritisch hinterfragen

Solche automatisch auftretenden depressiven Gedanken kann man durch **genaues Analysieren** der jeweiligen Situation identifizieren. Dieses Kapitel befasst sich mit einigen der einfacher anwendbaren Techniken. Zuerst stellen sich die folgenden **entscheidenden Fragen**: Habe ich überhaupt recht mit meiner Vermutung? Gibt es gar keine andere Lösung als die Tatsache, dass mich der Nachbar nicht mag? Würde eine andere Person dasselbe sagen wie ich? Was wäre, wenn man den Nachbarn fragen würde? Wie wahrscheinlich ist die Tatsache, dass er nicht gegrüßt hat, weil er mich nicht leiden kann? So nähert man sich in kleinen Schritten der Tatsache, dass der Nachbar mit einiger Sicherheit nicht gegrüßt hat, weil er einen gar nicht wahrgenommen hat.

Depressive und alternative Gedanken vergleichen

Den **Zwischenschritt der automatischen Gedanken** überspringen depressive Patienten gerne. Ein nachvollziehbares, allzu menschliches Phänomen und von der Natur durchaus beabsichtigt. Wir sollen schließlich schnell zu Entscheidungen kommen und nicht stundenlang darüber nachdenken, was zu tun ist. Mit dem Unterschied, dass die falsche Bewertung der Situation die Depression nur noch verstärkt. Im ersten Schritt müssen also automatisch auftauchende depressive Gedanken erfasst und im nächsten Schritt bewertet werden. Dabei empfiehlt es sich, depressive Gedanken und die alternativen Gedanken zu vergleichen.

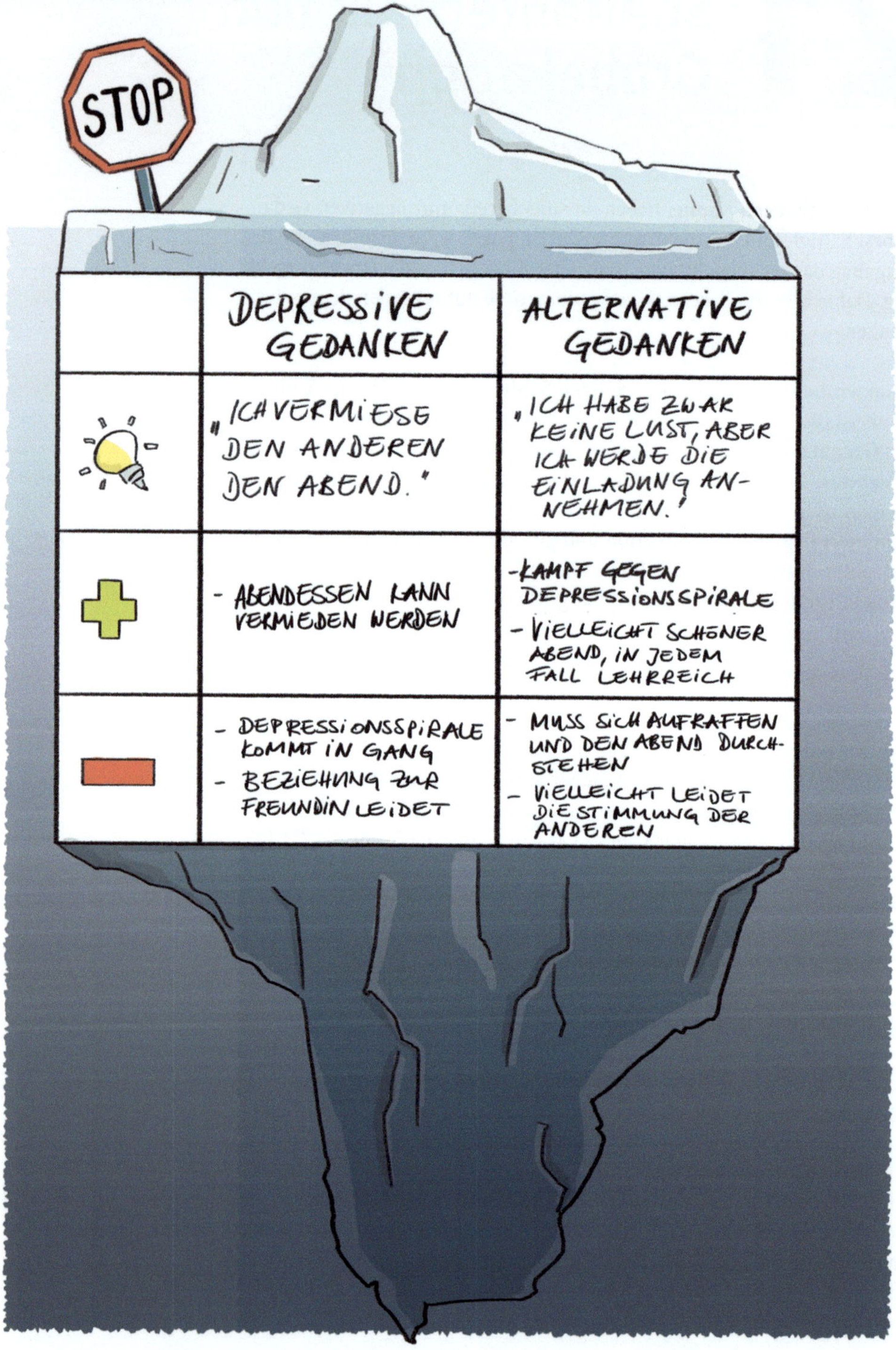

Abb. 23 Mithilfe der Spaltentechnik zu alternativen Gedanken

NUN SIND SIE GEFRAGT!

Fertigen Sie jetzt eine Tabelle wie im illustrierten Beispiel an (➤ Abb. 23). Sie benötigen dazu sechs Felder. Die erste Spalte wird mit „Depressive Gedanken", die zweite Spalte mit „Alternative Gedanken" überschrieben. Darunter schreiben Sie in die erste Zeile Ihre drepressiven und Ihre alternativen Gedanken. Neben die zweite Zeile kommt ein großes Plus, das für Vorteile steht, in die dritte Zeile bekommt ein großes Minus, das für Nachteile steht.

Eine Tabelle für Vor- und Nachteile

Eine solche **Pro-und-Kontra-Liste** haben Sie vielleicht schon einmal als Entscheidungshilfe erstellt. Sie hilft nicht in allen Lebenssituationen, ist aber ungemein nützlich beim Bewerten depressiver Gedanken. Ein Beispiel: Die Patientin wird von einer Freundin zu einem Abendessen mit Freunden eingeladen. Das ist ihr aktuell jedoch zu viel, am liebsten würde sie sich einfach nur im Bett verkriechen. Der **automatisch ablaufende depressive Gedanke** könnte sein, dass die Patientin ihre schlechte Laune niemandem zumuten will und Sorge hat, die Party zu ruinieren. Hier wird also das fehlerhafte Verhaltensmuster des Beziehens auf sich selbst abgerufen. Der Gedanke: „Ich vermiese den anderen den Abend" ist also ein depressiver Gedanke.

Worin liegt der **Vorteil** dieses Gedankens? Letztlich doch darin, dass die Patientin das Abendessen vermeiden und im Bett bleiben kann. Wenn sie zu Hause bleibt und absagt, kann also gar nichts schiefgehen. Das ist zunächst durchaus ein Vorteil und quasi der Motor der automatischen Gedanken. Was ist der **Nachteil** eines solchen Gedankens? Durch die Vermeidung des Abendessens zieht sich die Patientin noch weiter zurück, die Depressionsspirale kommt in Gang. Vermutlich leidet sogar die Beziehung zur Freundin, die sich Mühe mit dem Essen gegeben hat, darunter.

Die erste Spalte ist damit ausgefüllt, widmen wir uns nun der zweiten Spalte, der mit dem **alternativen Gedanken**. Dieser könnte in dem Beispiel lauten: „Ich habe zwar keine Lust, aber ich werde die Einladung annehmen." Schauen wir uns diesmal zuerst die **Nachteile** an. Zunächst ist diese Entscheidung mit einem gewissen Aufwand verbunden. Die Patientin muss sich aufraffen, für das Abendessen anziehen, zur Freundin fahren und den Abend schlimmstenfalls durchstehen. Vielleicht ist sie wirklich dermaßen schlecht gelaunt, dass die Stimmung beim Abendessen ihretwegen leidet. Nun zu den **Vorteilen**: Zuerst ist festzuhalten, dass sich die Patientin wirklich etwas traut, sie bekämpft die Depressionsspirale und geht unter Menschen. In jedem Fall kann sie etwas aus der Situation lernen. Vielleicht hat sie ja einen schönen Abend und kann sich das Essen schmecken lassen.

Die Tabelle ist nun ausgefüllt und bietet ein realistisches Bild. Wägt man nun die Vor- und Nachteile ab, kann man **eine Entscheidung treffen**. Interessant hierbei: Auch die depressiven Gedanken haben Vorteile, das macht es letztlich auch so schwer, sie zu überwinden. Es gilt, die einzelnen Vor- und Nachteile auch auf ihre Wahrscheinlichkeit zu prüfen. Ist der Vorteil, dass ich im

Bett liegen kann, wirklich ein Vorteil? Wie wahrscheinlich ist es, dass ich beim Abendessen keine Freude empfinden kann?

NUN SIND SIE GEFRAGT!

Fertigen Sie eine solche Tabelle zum Verändern depressiver Gedanken anhand eines persönlichen Beispiels an. Für welchen Lösungsweg würden Sie sich letztlich entscheiden?

Automatische Gedanken

Automatische Gedanken werden in der Verhaltenstherapie oft als Spitze des Eisbergs bezeichnet. So wie sich die Hauptmasse eines Eisbergs von außen nicht sichtbar unter Wasser befindet, so liegt auch die depressiv gefärbte Grundüberzeugung zunächst versteckt da. Aus dem Wasser ragen nur die automatischen Gedanken heraus. Erkennt man diese, weiß man aber zumindest, dass sich darunter ein Eisberg befindet und kann diesen Schritt für Schritt zum Schmelzen bringen.

NUN SIND SIE GEFRAGT!

Versuchen Sie, Ihren Eisberg zu zeichnen. Als Vorlage kann der Eisberg aus ➤ Abb. 23 dienen. Verwenden Sie die automatischen Gedanken, die Sie bereits herausgefunden haben, für die Spitze des Eisbergs. Können Sie auch den unter Wasser liegenden Teil mit den depressiv gefärbten Grundüberzeugungen zeichnen?

Um die **Spaltentechnik** richtig anwenden und damit den Eisberg abtragen zu können, braucht es häufig eine weitere vorbereitende Technik: den **Grübelstopp**.

Grübel, grübel …

Grübeln, das bedeutet einen Gedanken hin und her zu wälzen. Das Problem dabei: Man kommt zu keiner Entscheidung. Die Patientin aus dem Beispiel würde also die ganze Zeit grübeln, ob sie zu dem Abendessen gehen soll oder nicht. Sie grübelt und grübelt, vergrübelt schließlich das Abendessen und grübelt auch noch die ganze Nacht, ob die Entscheidung richtig war. Dabei hat sie vor lauter Grübelei noch nicht einmal eine Entscheidung treffen können. Es kann schwer sein, sich zusammenzureißen und die Fragestellung zum Beispiel mithilfe der vorgestellten Spaltentechnik zu entscheiden.

Schaffen Sie sich ein gedankliches Stoppschild

Hilfe schafft der **Grübelstopp**. Wann immer Sie sich selbst beim Grübeln ertappen, sagen Sie zu sich selbst laut „Stopp!“ Stellen Sie sich ein Stoppschild vor, formulieren Sie einen längeren Satz („Ich drehe mich mal wieder im Kreis, das bringt doch nichts!“) oder machen Sie es ganz abstrakt und denken Sie an etwas Unmögliches, zum Beispiel an einen Dinosaurier, der Klavier spielt. Hauptsache, Sie schaffen sich selbst **ein Signal zum Stoppen**. Im zweiten Schritt rufen Sie sich **ein angenehmes Bild** (etwa von Ihrem Lieblingsort, dem letzten Urlaub oder Ihre Kinder) ins Gedächtnis oder sagen Sie sich selbst ein paar vorher überlegte aufmunternde Worte wie „Ich schaffe das schon!“

Als Nächstes versuchen Sie, Ihr aktuelles Problem zu erfassen und depressive Gedanken herauszuarbeiten. Überlegen Sie sich alternative Gedanken und vergleichen Sie beide anhand der oben dargestellten **Spaltentechnik**. Dieses Rezept gegen Grübeln macht Sie handlungsfähiger und kann depressive Gedanken durchbrechen. Sie sollten es regelmäßig üben.
Zusammenfassend nochmal die einzelnen Schritte, um vom Grübeln zur Problemlösung zu kommen:

1. Grübeln bemerken
2. Grübelstopp
3. Angenehmes Gefühl schaffen
4. Ursache des Problems erkennen
5. Dadurch ausgelöstes Gefühl wahrnehmen
6. Depressive Gedanken erkennen
7. Alternative Gedanken formulieren
8. Situation neu bewerten, eventuell mithilfe der Spaltentechnik

Es wird Ihnen nicht sofort gelingen, die Techniken für alle Probleme anzuwenden. Vielleicht entscheiden Sie sich zunächst auch für die vermeintlich einfachere, aber depressionsfördernde Lösung. Wichtig ist, gerade am Anfang, dass Sie überhaupt aktiv werden und sich nicht den depressiven Gedanken überlassen.

NUN SIND SIE GEFRAGT!

Versuchen Sie, das Modell im Alltag anzuwenden. Schreiben Sie sich dazu die vorgestellten acht Schritte auf eine Karteikarte und tragen Sie diese so lange bei sich, bis Sie den Ablauf auswendig können. Und nun heißt es üben, üben und nochmals üben. Erlerntes Fehlverhalten kann man nur durch häufiges Wiederholen des richtigen Verhaltens wieder verlernen.

KAPITEL

22 Suizidgedanken

Erhöhtes Suizidrisiko

Lebensmüde Gedanken und bei weiterer Zuspitzung auch konkrete Suizidgedanken sind häufige Begleiter von depressiven Episoden sowie von psychischen Störungen im Allgemeinen. Die Bipolare Störung nimmt dabei eine gewisse Sonderrolle ein: Das **Suizidrisiko** bei bipolaren Patienten ist **deutlich höher** als bei der „Normalbevölkerung" und bei Patienten anderer psychischer Erkrankungen. Manche Quellen sprechen von einem bis zu 60-fach erhöhten Risiko eines Suizids im Vergleich zur Allgemeinbevölkerung[1]. Allen unterschiedlichen Quellen und teilweise schwer zu messenden Zahlen zum Trotz: Wir haben es bei bipolaren Patienten, auf die Lebenszeit umgerechnet, mit erfolgreichen Suizidraten von über 10% zu tun (die Angaben in der Literatur schwanken zwischen 10 und 20%)[2].

Besonders schwierig: Mischzustände

Schwierig sind dabei vor allem **Mischzustände**. Eine schwere Depression macht den Betroffenen handlungsunfähig, der mögliche Energieschub der gemischten Phase hingegen lässt den Betroffenen den Plan in die Tat umsetzen. Das Wort **Suizid** stammt aus dem Lateinischen und bedeutet Selbsttötung. Gerade die tiefe Hoffnungslosigkeit als Hauptsymptom der Depression, das Fehlen jeglicher Perspektive führt dazu, dass Menschen beschließen, ihrem Leben ein Ende zu setzen. Zudem leiden viele depressive Patienten an einem Selbstwertverlust, der oft mit Schuldgefühlen verbunden ist. Sie wollen niemandem zur Last fallen und kommen gedanklich zu dem Schluss, dass es der Welt ohne sie besser gehe. Es erscheint daher nachvollziehbar, dass gerade bipolare Patienten häufiger derartige Gedanken hegen. Je nach Krankheitsverlauf haben sie bereits eine gewisse Anzahl wiederkehrender depressiver Phasen erlebt und ziehen deshalb den scheinbar einzigen Ausweg aus dieser Situation in Betracht.

Im Jahr 2018 starben in Deutschland laut der Internetseite des Statistischen Bundesamtes (www.destatis.de) 9.396 Menschen durch Suizid. Damit sind jedoch nur die letztendlich erfolgreichen Suizidversuche erfasst. Bei den nicht geglückten Suizidversuchen, deren Anzahl um ein Vielfaches höher liegt, rangieren Frauen vor Männern. Letztere wählen häufiger „härtere" Methoden, die oftmals erfolgreicher sind. Um diese Dimensionen einmal zu verdeutli-

[1] R.J. Baldessarini, M. Pompili, L. Tondo: Suicide in bipolar disorder: Risks and management. CNS Spectr. 2006. 11(6): 465–471.

[2] J.F. Goldberg, M. Harrow: Consistency of remission and outcome in bipolar and unipolar mood disorders: a 10-year prospective follow-up. J Affect Disord. 2004. (81): 123–131.

chen: Laut Statistischem Bundesamt starben in Deutschland im Jahr 2018 weitaus mehr Menschen durch Suizid (9.396) als durch einen Verkehrsunfall (3.275). Die deutlich häufigeren nicht erfolgreichen Suizidversuche werden nicht statistisch erfasst, es ist jedoch zu erahnen, welche Dimension das Thema hat.

Risikofaktoren und Alarmsignale

Unbestreitbar ist, dass die meisten Suizide im Rahmen psychiatrischer Erkrankungen erfolgen. Das macht einige der Fälle verhinderbar, wenn sie erkannt und therapiert werden. Entscheidend hierbei, auch für den Laien, ist das **Beachten von Risikofaktoren**, zum Beispiel Zurückgezogenheit, Suizidversuche in der Vorgeschichte oder aktuelle Lebenskrisen, wie eine Trennung, der Verlust des Arbeitsplatzes oder finanzielle Schwierigkeiten. In jedem Fall sollte man jede noch so unbedeutsam erscheinende Äußerung des Betroffenen ernst nehmen. Sich nach Ruhe zu sehnen. Ein Alltagsbegriff, doch im Zusammenhang mit den beschriebenen Risikofaktoren bekommt er einen neuen Beiklang. Suizidale Menschen wirken häufig zurückgezogen, sprechen weniger und machen die Dinge mit sich selbst aus. Aber auch das Gegenteil kann der Fall sein: Ist der Entschluss erst gefasst, zeigt sich bei vielen Patienten häufig eine gewisse Erleichterung. Hier kann der fälschliche Eindruck entstehen, dem Betroffenem gehe es besser. Ein weiteres **Alarmsignal** sind ungewöhnliche Handlungen des Betroffenen, wie das plötzliche Aufsetzen eines Testaments, das Verschenken von Geld und Gegenständen oder das vermehrte Wahrnehmen von Gesprächen, um alte Differenzen beizulegen.

Umgang bei gemischten Episoden

Auf die **Besonderheiten bipolar gemischter Episoden**, die zu Suiziden führen können, wurde bereits hingewiesen: Im Unterschied zur unipolaren Depression können hier gleichzeitig vorliegende Phasen bedingen, dass der Betroffene eben doch genug Energie hat, seinen Suizidplan in die Tat umzusetzen. Solche unkontrollierbaren gemischten Zustände müssen unbedingt stationär behandelt werden. Aber auch bei der vermeintlich weniger gefährlichen bipolaren Depressionen besteht Handlungsbedarf: Als Angehöriger sieht man sich in einem derartigen Fall meist überfordert. Manchmal ist man zudem Teil des Problems, etwa bei einem Trennungskonflikt oder im Rahmen einer starken Schuldsymptomatik. Angehörige berichten häufig, sie hätten Angst, das Thema mit dem Betroffenen zu besprechen, da sie befürchten, etwas Falsches zu sagen und den Betreffenden dann erst recht zum Suizid zu ermuntern.

Gesprächsregeln für Angehörige bei Suizidabsicht

Folgende **Regeln** können in einem solchen Gespräch helfen: Zunächst geht es erst einmal darum, zuzuhören. Lassen Sie sich die Gründe für das geplante Vorhaben, aus dem Leben zu scheiden, erklären. Geben Sie dann eine Rückmeldung, was Sie von dem Gesagten verstanden haben: „Ich habe das so verstanden, dass du wegen deiner immer wiederkehrenden depressiven Phasen nicht mehr Leben willst, ist das richtig?“ Man sollte dabei schwierige Themen niemals „umschiffen“, sondern möglichst direkt danach fragen. Macht der Betroffene zum Beispiel eine Randbemerkung über mögliche konkrete Suizidplanungen und erwähnt, dass er ein stabi-

les Seil gekauft hat, dann zögern Sie nicht, ihn danach zu fragen: „Warum kaufst du ein Seil? Was hat das mit deiner aktuellen Situation zu tun?“ Der Betroffene würde das Detail nicht erwähnen, wenn er nicht darüber sprechen wollte. Versuchen Sie, im Gespräch möglichst sachlich und neutral zu bleiben. Einem suizidalen Menschen nach einem Trennungskonflikt zur erklären, dass man seine Freundin ohnehin nie leiden konnte, ist wenig hilfreich.
Am Ende des Gesprächs wird sich der Betroffene zunächst einmal alles von der Seele geredet haben. Nun ist es wichtig, eine **gemeinsame Absprache** zu treffen. Kann derjenige Ihnen versprechen, sich nichts anzutun? Kann er das auch schriftlich in einem sogenannten **Antisuizidpakt** bestätigen? Zeigen Sie demjenigen, dass Sie verlässlich an seiner Seite stehen, dies aber voraussetzt, dass er gewisse Regeln einhält. Machen Sie dem Betroffenen auch die Konsequenzen klar, die sein möglicher Suizid für Sie hätte. Bieten Sie eine Lösung an, erweitern Sie den Horizont des Betreffenden und bringen Sie ihn in **psychiatrische Behandlung**. Das kann der Kontakt mit dem Therapeuten oder Arzt am nächsten Morgen oder die nächtliche Kontaktaufnahme zu einer Kriseneinrichtung sein, je nachdem, inwieweit der Betroffene bereit ist, mitzugehen und was aus Ihrer ganz subjektiven Einschätzung heraus noch vertretbar ist.

Wenn ein Gespräch nicht ausreicht

Bei Zweifeln, ob der Patient die Absprachen einhalten kann, oder wenn nicht gewährleistet ist, dass Sie sich um den Betroffenen kümmern können, sollten Sie lieber einmal zu vorsichtig als zu nachsichtig sein und den Patienten mithilfe des Rettungsdienstes und notfalls unter Zuhilfenahme der Polizei sofort in einer psychiatrischen Klinik vorstellen. In der Klinik wird derjenige dann, notfalls auf einer geschützten Station, im Sinne einer Krisenbehandlung therapiert werden. Neben anspannungslösender Medikation wird eine begleitende Psychotherapie begonnen, in welcher sich der Patient seinen aktuellen Problemen schrittweise nähern kannn. Die **akute Suizidalität** ist ein **medizinischer Notfall**, vergleichbar mit einem Herzinfarkt, und sollte auch als solcher wahrgenommen und behandelt werden. Nicht jede lebensüberdrüssige Bemerkung muss letztlich in suizidaler Absicht erfolgt sein, sie kann aber auch der berühmte letzte Tropfen sein, der das Fass zum Überlaufen bringt. Entscheidend ist das persönliche und offene Gespräch mit dem Betroffenen und bei Unsicherheiten die sofortige Einweisung in die Klinik. Natürlich, jeder Mensch hat ein Recht darauf, zu entscheiden, wie er durch das Leben geht und vielleicht auch, wann er es beenden möchte. Das ist eine zutiefst ethische Frage. Wenn jedoch eine tiefschwarze Depression die Sinne vernebelt und dem Betroffenen einen Weg vorgibt, den er unter anderen Umständen gar nicht gehen müsste, dann ist jeder geglückte Suizid einer zu viel. Selbst hartnäckige gemischte Episoden lassen sich mit der nötigen Geduld und einer entsprechenden Medikation so behandeln, dass der Betroffene ein Leben ohne solche schrecklichen Gedanken führen kann. Viele Patienten sind nach einem gescheiterten Suizidversuch unendlich froh, eine zweite Chance bekommen zu haben, und schaffen es im Verlauf mithilfe der Psychotherapie und einer adäquaten Medikation, ihre Tiefphasen so abzufangen, dass der Suizid keine brauchbare Alternative mehr darstellt.

NUN SIND SIE GEFRAGT!

- Haben Sie Gespräche über das Thema Suizid in Ihrem eigenen Umfeld bereits einmal erlebt?
- Erkennen Sie gewisse Parallelen?
- Wie haben Sie solche Situationen bislang gemeistert?
- Wiederholen Sie erneut die Gesprächsregeln für Angehörige.

KAPITEL

23 Umgang mit Stimmungsschwankungen

Der psychotherapeutische Umgang mit Stimmungsschwankungen ist eine der wichtigsten Lektionen in der Behandlung der Bipolaren Störung und soll deswegen auch an dieser Stelle nicht fehlen. Das Handwerkszeug dafür haben Sie bereits erhalten, nun geht es darum, die gelernten Inhalte richtig anzuwenden.

Aktivität und Stimmung hängen zusammen!

Wie Sie in ➤ Kapitel 6 gelernt haben, stehen Denken, Fühlen und Handeln, die zentralen Funktionselemente unseres Gehirns, in wechselseitiger Beziehung zueinander. Wer sich schlecht fühlt, der denkt auch schlecht, und wer schlecht denkt, wird sehr wahrscheinlich auch schlecht handeln. In den vorhergehenden Kapiteln haben Sie bereits damit begonnen, Ihre Gedanken (➤ Kapitel 20 und ➤ Kapitel 21) und Ihre Handlungen zu verändern. Stichworte: Spirale der Depression (➤ Kapitel 7) bzw. Spirale der Manie (➤ Kapitel 8), Veränderung Ihres Lebensstils (➤ Kapitel 15) und Veränderung Ihres Schlafverhaltens (➤ Kapitel 16). Lassen Sie uns exemplarisch bei den von Ihnen aufgestellten positiven Aktivitäten aus ➤ Kapitel 7 bleiben: Konnten Sie bereits eine Veränderung Ihrer Stimmung feststellen? Wie Sie eine solche Veränderung am besten feststellen können? Mithilfe Ihres Stimmungstagebuchs aus ➤ Kapitel 9.

NUN SIND SIE GEFRAGT!

Analysieren Sie Ihre Stimmung der letzten Tage. Greifen Sie dazu auf das Stimmungstagebuch (➤ Kapitel 9) zurück. Können Sie einen Einfluss der von Ihnen durchgeführten Aktivitäten auf Ihre Stimmung wahrnehmen? Achten Sie insbesondere auf Umschwünge in Ihrem Stimmungsgraphen. Welche Aktivität ging der jeweiligen Stimmung voraus? Finden Sie darüber hinaus Gedanken, die mit Ihrer Stimmung einhergehen? Versuchen Sie, ➤ Tab. 3 wie exemplarisch dargestellt mit einigen markanten Beispielen aus Ihrer vergangenen Woche auszufüllen.

Eine Tabelle bringt Klarheit

Das Beispiel zeigt sehr deutlich: Den Stimmungsanstieg in die Hypomanie hat der Beispielpatient der Geburtstagsfeier, dem vermehrten Alkoholkonsum und dem wenigen Schlaf zu verdanken. Zudem hat er eine Einnahme seiner Medikation eigenmächtig ausgelassen. Die Tabelle zeigt also auf, wo mögliche Fehler liegen: Beim nächsten Mal sollte der Patient weniger trinken, länger schlafen und an seine Medikation denken.

Tab. 3 Aktivitäten-Stimmungstabelle

Tag	Aktivität/Gedanken	Stimmung (+ 5 bis – 5) zu Beginn	Stimmung (+ 5 bis – 5) am Ende
MI	Arbeit, Geburtstagsfeier (viel Alkohol), 4 h Schlaf, Medikation weggelassen, dann viele neue Projekte, rastlos, Gedankenrasen	+ 1	+ 3
SA	Im Park gewesen, Sport gemacht, glücklicher durch Sport	– 2	– 1

Das zweite Beispiel zeigt hingegen ein ideales Verhalten. Der Patient schafft es, sich trotz bestehender Depression aufzuraffen und seine Laufschuhe anzuziehen. Die Stimmung verbessert sich durch die positive Aktivität bereits leicht nach oben. Beim nächsten Mal sollte der Patient ganz genauso handeln. Ein prodepressives Verhalten, wie beispielsweise weiterhin im Bett liegen zu bleiben, hätte einen gegenteiligen Effekt hervorgerufen.

NUN SIND SIE GEFRAGT!

Können Sie in der von Ihnen angefertigten Tabelle falsche Verhaltensweisen finden? Versuchen Sie, Ihre promanischen und prodepressiven Verhaltensweisen herauszufiltern und markieren Sie diese entsprechend mit einem Textmarker. Von nun an werden Sie in vergleichbaren Situationen versuchen, sich anders zu verhalten.

Tagesstruktur wirkt Wunder

Um sich in Zukunft anders verhalten und so weiteren Stimmungsschwankungen vorbeugen zu können, benötigen Sie vermutlich noch ein weiteres Hilfsmittel: Eine **gute Tagesstruktur**. Ein Plan kann hierbei sehr nützlich sein. Einen solchen „Stundenplan" kennen Sie alle aus der Schule, nur dass sich Ihr Stundenplan nun an jedem Tag der Woche über den ganzen Tag erstrecken wird. Schreiben Sie sich vorab auf, wann Sie aufstehen, wann Sie Ihren Einkauf erledigen und wann Sie die Laufschuhe anziehen werden. Schreiben Sie auf, wie lange Sie abends fernsehen, wie lange Sie im Anschluss lesen und wann Sie ins Bett gehen werden.

NUN SIND SIE GEFRAGT!

Erstellen Sie Ihren persönlichen Wochenplan. Sie können die Vorlage hier im Buch (➤ Tab. 4) verwenden. Versuchen Sie nun, sich eine Woche lang an diesen Plan zu halten.

Tab. 4 Wochenplan

Uhrzeit	Montag	Dienstag	Mittwoch	Donnerstag	Freitag	Samstag	Sonntag
6–8							
8–10							
10–12							
12–14							
14–16							
16–18							
18–20							
20–22							
22–24							
24–2							
2–6							

Eine gute Tagesstruktur hilft Ihnen, gegen drohende depressive Phasen anzukämpfen, da Sie der Plan quasi dazu zwingt, aktiv zu werden. Bei drohenden manischen Phasen bietet er Ihnen eine gute Rückmeldung zu Ihren aktuellen Vorhaben. Quillt Ihr Wochenplan bereits vor Terminen über, missachten Sie Ihre normalen Schlafzeiten? Dann ist es Zeit, kürzer zu treten, um der Manie entgegenzuwirken. Das Stichwort lautet hierbei **Aufschub von Aktivitäten**.

Aufschub von Aktivitäten

Wenn Sie in Zukunft bemerken sollten, dass sich eine Hypomanie ankündigen könnte, greifen Sie auf Ihren Wochenplan zurück. Erlauben Sie sich im ersten Schritt zunächst keinesfalls, Ihre Schlafzeiten zu reduzieren. Im nächsten Schritt schauen Sie auf Ihre Alltagstätigkeiten wie arbeiten gehen, putzen und einkaufen. Hier dürfen Ihnen die vielen Ideen ebenfalls keine Zeit wegnehmen. Die verbleibende Freizeit betrachten Sie zunächst unter dem Gesichtspunkt der in ➤ Kapitel 15 vorgestellten Anmerkungen zum Lebensstil. Regelmäßige Mahlzeiten und, sofern vertretbar, Sporteinheiten gehen absolut vor. Die verbleibende Zeit ist die Ihnen zur Verfügung stehende Freizeit. Nehmen Sie eine sogenannte **Priorisierung Ihrer Ideen** vor. Was kann warten, was muss sofort erledigt werden? Begrenzen Sie diese Ideen zeitlich und schaffen Sie ausreichend Pausen, in denen Sie Entspannungsverfahren und Achtsamkeitsübungen anwenden können. Die entsprechenden Techniken stelle ich in ➤ Kapitel 26 vor. So können Sie versuchen, sich mithilfe Ihres Wochenplans selbst zu regulieren. Wenn Sie beispielsweise das dringende Bedürfnis haben, ein Buch zu lesen, dann können Sie das gerne tun, allerdings für eine Stunde und nicht für sechs oder mehr Stunden, vor allem nicht während Ihren normalen Schlafzeiten. Ganz wichtig ist die Rückmeldung Ihrer Angehörigen. Sprechen Sie beispielsweise mit Ihrem Partner über Ihre Wochenpläne und nehmen Sie seine Vorschläge zur Gestaltung Ihrer Woche ernst.

7 Schritte zum Aufschub

Nachfolgend noch einmal die **Schritte zum Aufschub von Aktivitäten** im Fall einer drohenden **Hypomanie**.

1. Schlafzeiten nicht reduzieren
2. Alltagstätigkeiten aufrechterhalten
3. Anmerkungen zum Lebensstil beachten
4. Priorisierung Ihrer Ideen
5. Zeitliche Begrenzung Ihrer Ideen
6. Ausreichend Pausen für Entspannung und Achtsamkeit
7. Rückmeldung von Angehörigen einarbeiten

Die Effektivität ist begrenzt

Die vorgestellten Techniken haben natürlich nur eine **begrenzte Effektivität**. Ist der kritische Punkt zur Manie überschritten, wird sich der Betroffene nicht mehr sonderlich darum kümmern, was ihm sein Wochenplan vorgibt. Wenn eine solche Gefahr droht, ist selbstverständlich der rasche Kontakt zum psychiatrischen Hilfesystem (Therapeut, Arzt oder Klinik) zu empfehlen. Häufig ist eine Anpassung oder der Einsatz einer Medikation notwendig. Aber so weit muss es gar nicht kommen! Sie werden im Lauf der Zeit bemerken, dass Sie mit den eben vorgestellten Techniken bereits beim Einsetzen von Frühsymptomen sehr effektiv gegenregulieren können.

NUN SIND SIE GEFRAGT!

Versuchen Sie, die Inhalte dieses Kapitels weiterhin anzuwenden. Führen Sie möglichst regelmäßig einen Stimmungskalender. Achten Sie auf den Zusammenhang Ihrer Aktivitäten und Gedanken mit Ihrer Stimmung. Nutzen Sie einen Wochenplan, um Ihre Tagesstruktur aufrechtzuerhalten und greifen Sie auf die sieben Schritte zum Aufschub zurück, wenn sich die nächsten hypomanen Frühsymptome zeigen sollten.

KAPITEL

24 Krisenpläne

Krisen gehören zu unserem Leben

Krisen kommen im Leben leider vor, davor ist auch kein gesunder und gut therapierter Patient gefeit. Der Tod eines Angehörigen, die Trennung vom Partner, der Verlust des Arbeitsplatzes und ähnliche einschneidende Ereignisse können Auslöser für eine **Krise** sein. Wichtig dabei: Menschen reagieren unterschiedlich auf Krisen – je nachdem, welchen Stellenwert das Ereignis, welches die Krise auslöst, im Leben eines Betroffenen hat. Wer zum Beispiel keine besondere Bindung zu seinem Haustier hat, den wird eine weggelaufene Katze wahrscheinlich nicht in eine Krise stürzen. Aber gerade für einen älteren Menschen mit wenigen sozialen Kontakten, der seit vielen Jahren mit seinem Tier unter einem Dach wohnt, kann der Tod des geliebten tierischen Begleiters eine echte Krisensituation darstellen. Ein anderer Mensch definiert sich vor allem über seine Leistung im Beruf und kann daher mit einem Arbeitsplatzverlust nur schwer umgehen. So unterschiedlich wir Menschen sind, so unterschiedlich sind auch die Ereignisse, die uns belasten. Eine Krise ist damit noch **keine psychische Erkrankung**, sie kann jedoch im Verlauf zu einer solchen führen und ist, gerade bei aufkommender Lebensmüdigkeit, immer ein **akuter psychiatrischer Notfall**. Krisen lassen sich leider nicht vorhersagen und häufig sind selbst Handlungsstrategien, die man sich bereits vorab zurechtlegte („Wenn es zur Trennung kommen sollte, dann …"), unwirksam. Bestand bereits vor der Krise eine depressive Episode, so wird sich diese durch die Krise meist verschlimmern. Häufig zeigen sich Patienten im ersten Moment einer Krise handlungsunfähig und beginnen dann erst im Verlauf, Bilanz zu ziehen. An dieser Stelle kommen erneut lebensmüde Gedanken ins Spiel. „Bevor ich wieder allein durch das Leben gehen muss, bringe ich mich lieber um", wäre ein typischer lebensmüder Gedanke in einer solchen Krisensituation. Bei jeder Art von **Gefährdung für das eigene Leben** ist eine stationäre psychiatrische Behandlung zu empfehlen. Das muss keine lange Behandlung sein. Bereits während einer kurzen Intervention kann eine Krise professionell aufgefangen und bearbeitet werden, bevor etwas Schlimmes passiert.

Sonderrolle Bipolare Störung

Zur psychologischen Behandlung einer Erkrankung gehört auch immer die Aufstellung eines Krisenplans. Die **Bipolare Störung** hat hier aufgrund der zwei Pole eine Sonderstellung: Es gibt **zwei Krisenpläne**, den für Depression und den für Manie. Erschwerend kommt hierbei, im Unterschied zur Krise eines psychisch gesunden Menschen, hinzu, dass die jeweiligen Pole der Erkrankung eine ganz andere Symptomatik zeigen: Der **depressive Patient in der Krise** ist häufig handlungsunfähig und hat keine Energie, um sich selbst aus der Krise zu helfen. Der **manische Patient in der Krise** nimmt diese nicht als solche wahr, er sprudelt über vor Energie und hat keine Einsicht, aktuell krank zu sein. Diese Besonderheiten bedingen zwei ganz entscheidende Dinge: Erstens, die Krisenpläne müssen schriftlich fixiert und zum festen Bestandteil der Therapie werden, sonst sind sie wirkungslos. Zweitens muss es Angehörige oder professionelle Helfer geben, die den Patienten in seiner Krise unterstützen, ansonsten wird die psychiatrische Hilfe womöglich nicht in Anspruch genommen. Der Patient sollte seine Krisenpläne im Falle eines Falls parat haben, zum Beispiel mit einem Griff in die Handtasche oder einem Blick auf das Innere der Kleiderschranktür. Krisenpläne beinhalten **Handlungsanweisungen** für den Betroffenen und seine Angehörigen, wenn alle Beteiligten durch die Krise möglicherweise nicht mehr handlungsfähig sind. Sie sollten Schritt für Schritt sichere Handlungsanweisungen geben.

24.1 Krisenplan Depression

Frühwarnzeichen erkennen

Der **Krisenplan Depression** hangelt sich an der Spirale der Depression entlang (> Abb. 7). Analog zur Manie gibt es auch bei der Depression **Frühwarnzeichen** wie gedrückte Stimmung, Schlafstörungen und Rückzugsverhalten. Nun greifen die erste Schritte gegen eine schlimmer werdende Depression: Nehmen Sie die Liste Ihrer positiven Aktivitäten wieder auf. Ein Spaziergang an der frischen Luft, ein Gespräch mit der besten Freundin, all das kann eine Krise frühzeitig abfangen und Schlimmeres verhindern.

NUN SIND SIE GEFRAGT!

Mittlerweile sollten Sie Ihre eigenen Frühwarnzeichen recht gut kennen. Notieren Sie diese unbedingt als ersten Schritt auf Ihrem Krisenplan. Im nächsten Schritt arbeiten Sie Ihre positiven Aktivitäten ein. Schaffen Sie dabei möglichst klare Handlungsanweisungen, wie zum Beispiel: „Wenn ich die Bettdecke über den Kopf ziehen will, gehe ich lieber spazieren."

Hilfe holen

Reicht das nicht aus und bemerken Sie nach einigen Tagen eine Verschlimmerung Ihrer depressiven Symptome, ist **professionelle Hilfe** gefragt. In vielen Städten, Gemeinden und Landkreisen gibt es einen sogenannten **Krisendienst**. Häufig übernehmen soziale Einrichtungen, die Menschen in schwierigen Situationen telefonisch oder auch persönlich zur Seite stehen können und rund um die Uhr erreichbar sind, den Krisendienst. So kann Entlastung geschaffen werden und eine dafür ausgebildete Fachperson kann die Situation als Außenstehender einschätzen. Ein weiterer Ansprechpartner steht mit dem **sozialpsychiatrischen Dienst** einer Stadt oder Gemeinde zur Verfügung. Diese Einrichtung ist insbesondere dann gefragt, wenn es um Unterbringungsverfahren oder gesetzliche Betreuungen geht.

Im Notfall 112 wählen!

Natürlich kann dieser professionelle Kontakt je nach Verfügbarkeit auch der eigene Therapeut oder Arzt sein. Lässt sich die Situation auf diese Weise aktuell nicht lösen, treten psychotische Symptome auf oder ist eine akute Suizidgefahr anzunehmen (➤ Kapitel 22), bleibt nur noch der Weg ins Krankenhaus. Rufen Sie den **Rettungsdienst** unter der **112** und lassen Sie sich in die nächste psychiatrische Klinik bringen. In Deutschland sind die zuständigen Kliniken übrigens anhand der Postleitzahlen unterteilt, sodass eine Klinik immer einen zugewiesenen Bezirk betreut. Je nach Entfernung und Schwere des Falls, wird der Rettungsdienst dann entweder die nächste Klinik (mit Option auf eine mögliche Verlegung nach Begutachtung) oder die jeweils zuständige Klinik anfahren. In der Klinik wird der zuständige Psychiater mit Ihnen sprechen. In vielen Fällen lässt sich nach einem ausführlichen Gespräch eine akute Aufnahme vermeiden, etwa dann, wenn eine Vorstellung auf der Therapiestation in den nächsten Tagen vereinbart werden kann. In manchen Fällen ist die Situation allerdings so akut, dass eine sofortige Aufnahme notwendig wird. **In jedem Fall gilt:** Lieber einmal zu vorsichtig sein und sich in Behandlung begeben, bevor etwas Schlimmes passiert. Das gilt insbesondere für **Mischzustände** der Bipolaren Störung.

NUN SIND SIE GEFRAGT!

Schreiben Sie Ihren Krisenplan Depression auf und ergänzen Sie ihn um die entsprechenden professionellen Kontakte. Wem würden Sie sich am ehesten anvertrauen, wenn Sie in eine depressive Krise geraten sollten? Wie können Sie Ihren Arzt oder Ihren Therapeuten erreichen? Informieren Sie sich über den Krisendienst in Ihrer Stadt. Wie können Sie diesen kontaktieren, welche Alternativen gibt es? Welche psychiatrischen Kliniken ist für Sie zuständig?

24.2 Krisenplan Manie

Achten Sie unbedingt auf Frühwarnzeichen!

Auch der **Krisenplan Manie** hangelt sich an der entsprechenden Spirale entlang (➤ Abb. 8). Noch entscheidender als bei der Depression sind die **Frühwarnzeichen**: Verminderter Schlaf, hohes Redebedürfnis, gesteigerte Sexualität und überbordende Ideen sollten bei Ihnen alle Alarmglocken angehen lassen. Sie müssen nun schnell aktiv werden! Eine Depression entwickelt sich meist langsam, die Manie droht jedoch schnell. Unternehmen Sie erste **Gegenmaßnahmen** wie in ➤ Kapitel 23 beschrieben: Gönnen Sie sich Ruhe und Entspannung, versuchen Sie Ihren Wochenplan einzuhalten und beachten Sie die sieben Schritte zum Aufschub von Aktivitäten.

NUN SIND SIE GEFRAGT!

Ihre hypomanen Frühwarnzeichen sollten Sie mittlerweile im Schlaf aufsagen können. Notieren Sie diese unbedingt als ersten Schritt auf Ihrem Krisenplan. Im nächsten Schritt arbeiten Sie entsprechende Handlungsanweisungen ein, wie zum Beispiel: „Wenn ich bemerke, dass ich ‚ohne Punkt und Komma quatschen muss', ziehe ich mich zurück und versuche, zur Ruhe zu kommen."

Schnelle professionelle Hilfe ist wichtig!

Vertrauen Sie sich unbedingt jemandem an, der Sie gut kennt und von nun an im Auge haben kann. Die **Unterstützung Ihrer Angehörigen** ist nun ungemein wichtig. Darüber hinaus ist schneller als bei depressiven Symptomen **professionelle Hilfe** gefragt. Diese Hilfe besteht bei drohender Manie aus einem kurzfristigem Termin beim behandelnden Arzt oder gleich der Vorstellung in der zuständigen psychiatrischen Klinik. Es gilt, den entscheidenden Wendepunkt in die Manie nicht zu überschreiten. Im Verlauf Ihrer Erkrankung werden Sie diesen Punkt immer besser wahrnehmen können. Gönnen Sie sich bis zur Verfügbarkeit professioneller Hilfe unbedingt so viel Ruhe und Abschirmung von jeglichen Reizen wie möglich. Vereinbaren Sie mit Ihrem behandelnden Arzt, wenn möglich, bereits vorab eine Anpassung Ihrer Medikation. Je früher die Manie erfolgreich behandelt wird, desto günstiger ist die Prognose.

Über dem kritischen Punkt

Ist der **kritische Punkt** bereits überschritten und der Betroffene zeigt bereits eine deutliche Veränderung seiner Persönlichkeit oder eine psychotische Symptomatik oder er gefährdet sich und andere durch sein Handeln, sollten Sie als Angehöriger sofort den **Rettungsdienst** informieren. Häufig braucht es an diesem Punkt jedoch die **Unterstützung der Polizei**, weswegen es empfehlenswert ist, gleich die **110** anzurufen. Besprechen Sie mit dem aufnehmenden Arzt die Maßnahmen der Akutbehandlung und mögliche rechtliche Schritte, wie beispielsweise eine Unterbringung des Patienten oder, sofern notwendig, eine gesetzliche Betreuung. Die **Manie** ist ein **schwerer psychiatrischer Notfall** und muss unbedingt schnellstmöglich behandelt werden.

NUN SIND SIE GEFRAGT!

Schreiben Sie Ihren Krisenplan Manie auf und ergänzen Sie ihn um die entsprechenden professionellen Kontakte. Wem würden Sie sich am ehesten anvertrauen, wenn Sie in eine hypomane Stimmungslage geraten sollten? Wie können Sie Ihren Arzt oder Ihren Therapeuten erreichen? Haben Sie eine entsprechende Notfallmedikation besprochen? Wo liegt Ihr persönlicher Wendepunkt? Welche psychiatrische Klinik ist für Sie zuständig?

KAPITEL

25 Stress bewältigen

Das Thema **Stress** ist in aller Munde. Sich ausgebrannt fühlen, unter einem sogenannten Burn-out leiden, das ist fast schon eine Mode geworden. Wie Sie im Rahmen der Vorstellung des Verletzlichkeits-Stress-Modells (> Kapitel 5) bereits gelernt haben, ist Stress ein **maßgeblicher Auslöser** für die Entstehung einer Bipolaren Störung. Die meisten Betroffenen berichten vor dem Auftreten ihrer ersten Krankheitsepisode von einem stressreichen Ereignis. Zudem ist Stress maßgeblich an der Entstehung neuer Krankheitsepisoden beteiligt.

Was verursacht Stress?

Doch was verursacht eigentlich Stress? Häufig ist es Zeit- und Termindruck auf der Arbeit, die Menge an Arbeit oder fehlende Anerkennung. Aber auch der Weg zur Arbeit kann Stress bereiten: Die überfüllte U-Bahn, das tägliche im Stau stehen auf der Autobahn. In der Familie finden sich Stressfaktoren im Bereich der Kinderversorgung, der Pflege von Angehörigen oder finanzielle Sorgen. Das **Problem beim Stress** ist, dass wir diesen zwar wahrnehmen, meist aber völlig falsch damit umgehen – und ihn dadurch zusätzlich verstärken. Wir missachten unsere eigenen Grenzen und wollen am liebsten alles selbst machen, um den Stress vermeintlich zu reduzieren. Manch einer nutzt den Stress vielleicht auch, um sich abzulenken, fühlt sich sonst leer und einsam.

Stress hat ursprünglich eine sinnvolle Funktion – er **sichert unser Überleben**. In den frühen Tagen der Menschheit hatte es durchaus Sinn, dass ein plötzlich auftauchendes Mammut den völlig überraschten Höhlenmenschen in Stress versetzte, er stand ja auch kurz davor, angegriffen zu werden. Aus der Nebenniere werden Stresshormone ausgeschüttet und der Körper stellt sich auf die zwei möglichen Reaktionen Kampf oder Flucht ein. Nur, so ein Mammut kam damals vielleicht einmal in der Woche vorbei. Der Höhlenmensch stand aber nicht täglich auf dem Weg zur Arbeit im Stau, rackerte dann wie ein Wahnsinniger für seinen ewig nörgelnden Chef und kümmerte sich nach Feierabend noch um die demente Mutter (> Abb. 24).

Stress kann chronisch werden

Das Problem liegt also in **chronischem Stress**. Der Körper ist ständig in Alarmbereitschaft („Das Mammut könnte ja gleich angreifen.") und kann sich gar nicht mehr entspannen. Das führt auf Dauer zu einem geschwächten Immunsystem. Bluthochdruck, Herzinfarkt, Schlaganfall, Rückenschmerzen, Impotenz, Entzündung der Magenschleimhaut, saures Aufstoßen, die Liste ließe sich fast endlos fortsetzen. All diese Erkrankungen sind stressinduziert. Höchste Zeit also, den Stress zu reduzieren.

Prinzipiell ist dazu ein **Umdenken an drei verschiedenen Punkten** nötig. Wir können Stress reduzieren, bevor er uns erreicht, was leider nicht immer

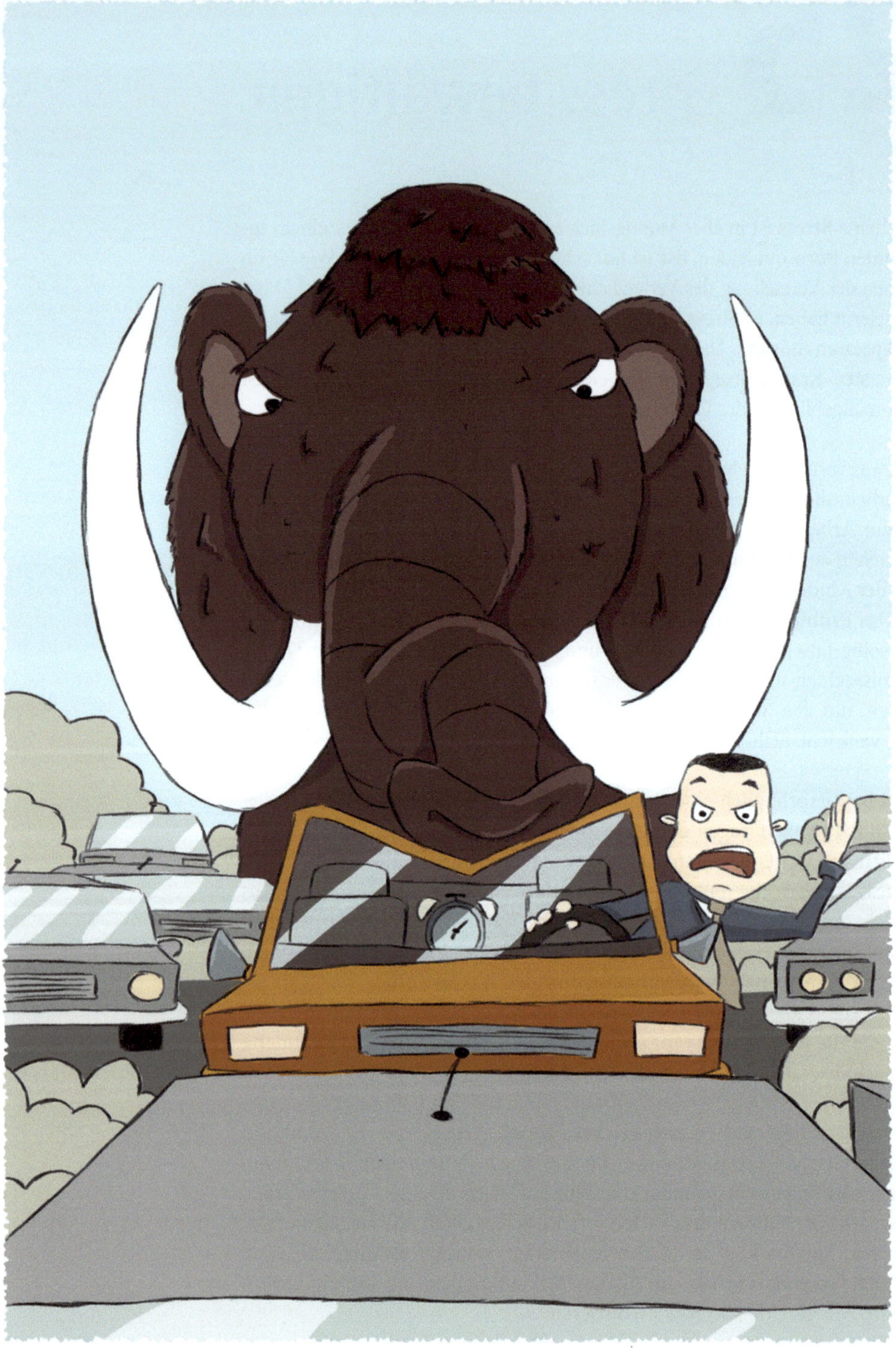

Abb. 24 Stress früher und heute

möglich ist. Wir können außerdem an unseren stressverstärkenden Gedanken und Verhaltensweisen arbeiten und zudem eine ausreichende Stresserholung betreiben (> Abb. 25).

25.1 Stressverringerung

Stressoren identifizieren und beseitigen

Das **Grundprinzip** ist einfach: Stress, der gar nicht erst entsteht, kann uns auch nicht belasten. Daher sollten Sie eine Liste von den Dingen anlegen, die Ihnen Stress bereiten, und sich anschließend **Möglichkeiten zur Verringerung von Stress** überlegen. Wer beispielsweise den morgendlichen Weg zur Arbeit so einplant, dass er den Bus zwangsläufig verpassen wird, der setzt sich unnötigem Stress aus. Lieber zehn Minuten früher aus dem Haus gehen und entspannt im Bus zur Arbeit sitzen. Gleiches lässt sich auch auf Familie und Freizeitgestaltung anwenden: Ein möglicher Stressfaktor ist beispielsweise die Pflege von Angehörigen oder die Betreuung von Kindern neben dem Beruf. Hier kann vielleicht ein Pflegedienst oder eine Kinderbetreuung Entlastung schaffen. Manche Stressfaktoren lassen sich auf diese Weise von vornherein eliminieren. Manche hingegen nicht, weil es keine andere Möglichkeit gibt oder weil Beruf und Familie nun einmal potenzielle Stressfaktoren sind. Diese Faktoren werden wir im zweiten Schritt angehen.

NUN SIND SIE GEFRAGT!

Stellen Sie eine Liste der Faktoren auf, die Ihnen Stress verursachen. Sehen Sie Möglichkeiten, Stress zu reduzieren, bevor er entstehen kann?

25.2 Stressbewertung

Bauen Sie Stress ab!

Wenn man **Stress** nicht reduzieren kann, sollte man lernen, ihn **anders zu bewerten**. Warum halst man sich diese oder jene zusätzliche Arbeit auf? Fragen Sie sich: Warum mache ich das eigentlich? Muss immer alles perfekt sein oder kann auch einmal etwas liegen bleiben? Ein wichtiger Punkt ist zudem das Akzeptieren von Dingen, die man einfach nicht beeinflussen kann. Gerade im Berufsleben sorgt eine durch Arbeitsbelastung bedingte Überforderung bei vielen Menschen für noch mehr Stress. Der Gedanke, die Arbeit nicht zu schaffen, weil man zu langsam oder ineffizient ist, führt dazu, dass viele Arbeitnehmer langfristig über ihr persönliches Stresslimit hinaus arbeiten. In den meisten Fällen liegt das Problem aber gar nicht bei demjenigen selbst, sondern ist von außen verursacht, etwa durch unrealistische Vorstellungen seitens der Führungsebene eines Unternehmens. Der amerikanische Theologe Reinhold Niebuhr schrieb einmal: „Gott, gib mir die Gelassenheit, Dinge hinzunehmen, die ich nicht ändern kann, den Mut, Dinge zu ändern, die ich

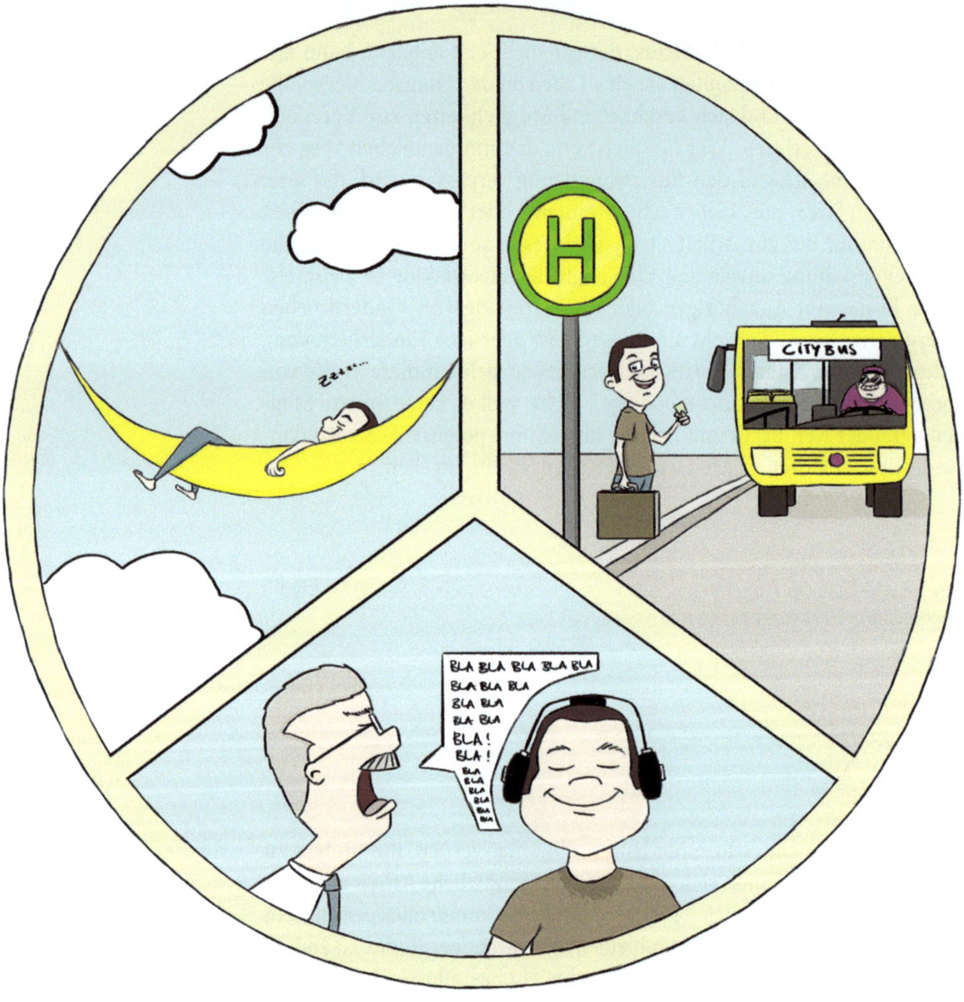

Abb. 25 Die drei Komponenten der Stressbewältigung

ändern kann, und die Weisheit, das eine vom anderen zu unterscheiden.“ Den theologischen Aspekt einmal beiseite lassend, ist der Auftrag an den Menschen klar: **Gelassenheit** bei Dingen, die außerhalb unseres Einflussbereichs liegen, gibt uns **mehr Kraft** für die Dinge, die wir ändern können.

NUN SIND SIE GEFRAGT!

Betrachten Sie ihren Alltag noch einmal unter Berücksichtigung des Zitats:

- Wo finden Sie falsche Stressbewertungen?
- Was lässt sich nicht ändern, obwohl Sie es vielleicht schon mehrfach versucht haben?
- Was ließe sich ändern?

25.3 Stresserholung

Bauen Sie Stress ab!

Stress, den man weder vermeiden noch durch eine neue Stressbewertung reduzieren kann, sollte man **durch Stresserholung reduzieren**. So wird das Stressniveau niedrig gehalten und die Entstehung von Stressfolgeerkrankungen oder psychischen Störungen vermieden. **Sport** baut Stress sehr gut ab. Alkohol, Nikotin und Koffein sorgen eher für mehr Stress, hier sollte man sich einschränken. Wichtig, und das besonders bei der Bipolaren Störung, ist zudem eine **ausreichende Schlafdauer**. Wer ausgeruht bei der Arbeit erscheint, hat von vornherein weniger Stress. Die **Freizeitgestaltung** sollte eine gute Mischung aus erholsamen und aktivierenden Unternehmungen sein. Wer nur vor dem Fernseher oder Computer entspannt, kann sein Stresslevel nur unzureichend reduzieren. Treffen Sie sich mit Freunden und unternehmen Sie gemeinsam etwas. Planen Sie einen Urlaub oder betätigen Sie sich kreativ. Natürlich ist es auch erlaubt, einfach einmal nur die Füße hochzulegen. Im folgenden > Kapitel 26 werden Entspannungsverfahren dargestellt und es wird erläutert, wie Sie Ihre Freizeit besser nutzen können. Es gibt so viele Möglichkeiten, sich zu entspannen. Fangen Sie doch gleich nach der Lektüre dieses Kapitels damit an!

NUN SIND SIE GEFRAGT!

- Was unternehmen Sie, um Stress abzubauen?
- Was entspannt Sie am meisten?
- Würden Sie sagen, dass Ihre Möglichkeiten der Stresserholung ausgewogen sind?
- Gibt es weitere Möglichkeiten, Ihre Stresserholung zu optimieren?

KAPITEL

26 Entspannungsverfahren und Achtsamkeit

Weniger Stress bedeutet weniger Episoden

Entspannungsverfahren führen bei richtiger Anwendung zu einer deutlichen Stressreduktion und eignen sich daher ideal, um der Entstehung von Krankheitsepisoden der Bipolaren Störung vorzubeugen. Die enge Verzahnung von Stress und Bipolarer Störung wurde im Rahmen des Ratgebers bereits mehrfach deutlich. Folglich kann durch eine **Reduktion von Stress** ein wesentlich günstigerer Krankheitsverlauf erreicht werden. Langfristig gelingt es vielen Patienten, damit längere Phasen der Euthymie zu erreichen. Zudem lässt sich mittels Entspannungsverfahren direkt ein Einfluss auf depressive und hypomane Phasen nehmen.

Welche Verfahren es gibt

Jeder Mensch ist unterschiedlich, die Entspannungsverfahren sollten deshalb immer individuell auf den Patienten zugeschnitten werden. Es gibt viele verschiedene Entspannungsverfahren, die wir auch schon aus dem Alltag kennen – etwa Yoga oder Meditation. Hier gilt eindeutig: **Was Ihnen hilft, ist ausdrücklich erlaubt.** Im Rahmen einer Verhaltenstherapie werden häufig progressive Muskelrelaxation und autogenes Training angewendet.

Progressive Muskelrelaxation

Bei der **progressiven Muskelrelaxation (PMR)** wird durch bewusste An- und Entspannung bestimmter Muskelgruppen ein Entspannungszustand erreicht. Im Rahmen einer Psychotherapie führt man PMR meist unter Anleitung des Therapeuten durch, um es im Verlauf auch ohne therapeutische Hilfestellung anwenden zu können. Um PMR richtig durchführen zu können, empfiehlt es sich, ein Übungsbuch mit Audio-Begleitung zu erwerben. Auch entsprechende weiterführende Kurse können Sinn machen.

Der **Ablauf einer PMR-Übung**: Zunächst wird die Aufmerksamkeit auf einen bestimmten Muskel gerichtet. Dieser Muskel soll nun für etwa fünf bis zehn Sekunden angespannt werden. Man atmet normal weiter und löst die Anspannung mit dem Ausatmen. Es folgt eine Wiederholung, anschließend macht man mit der nächsten Muskelgruppe weiter. Ein typischer Ablauf wären nacheinander die folgenden Aktionen: Faustschluss, Ellenbogen beugen, Zehen nach oben spreizen, Unterschenkel Richtung Gesäß ziehen, Augenbrauen nach oben ziehen, Augen zukneifen, Zähne aufeinanderbeißen, Kopf auf die Brust legen. PMR muss man üben, am besten täglich für mindestens 20 Minuten. Die Übungen kann man entweder im Sitzen oder im Liegen durchführen, wobei das Sitzen meist einfacher in den Alltag integriert werden kann. Die meisten Menschen schließen während der Übung die Augen. Man braucht zum Durchführen der Übung **absolute Ruhe**. Da wir im Rahmen dieses Buches keinen umfangreichen PMR-Kurs machen können, möchte ich Ihnen eine kleine Übung empfehlen. Sie lässt sich problemlos in den

Alltag integrieren und dauert etwa drei Minuten. Die Übung funktioniert übrigens am besten, wenn Sie sich den Text bei den ersten Übungseinheiten vorlesen lassen oder wenn Sie eine Audioaufzeichnung anfertigen und anschließend abspielen.

NUN SIND SIE GEFRAGT!

- Prüfen Sie, ob Sie im Rahmen der Möglichkeiten bequem sitzen. Wenn es die Situation erlaubt, können Sie die Augen schließen.
- Richten Sie Ihre Aufmerksamkeit nun auf Ihre Füße. Wohin haben Ihre Füße Sie heute schon getragen? Wohin werden Sie Ihre Füße heute noch tragen? Schließen Sie diese Gedanken nun bewusst mit einem innerlichen Stoppsignal ab und versuchen Sie, im Hier und Jetzt zu sein. Wenn Ihre Gedanken abschweifen, lassen Sie sie einfach ziehen und konzentrieren Sie sich wieder auf Ihre Füße. Es ist gut, dass Sie Ihre Füße haben. Ihre Füße sind so wichtig für Sie. Spreizen Sie nun die Zehen beider Füße nach oben, sodass der Fuß nur noch mit der Ferse Kontakt zum Boden hat. Halten Sie die Spannung für zehn Sekunden und senken Sie die Füße dann wieder ab, während Sie ausatmen. Warten Sie etwa eine halbe Minute und führen Sie die Übung dann noch einmal durch. Spüren Sie, wie gut diese Übung Ihren Füßen tut?
- Richten Sie Ihre Aufmerksamkeit nun auf die Hände. Machen Sie sich klar, dass es gut ist, dass Sie Ihre Hände haben. Ihre Daumen, Ihre Zeigefinger, Ihre Mittelfinger, Ihre Ringfinger und Ihre kleinen Finger. Jeder einzelne Finger ist so wichtig. Ballen Sie nun beide Hände für zehn Sekunden zur Faust und atmen Sie normal weiter. Beim Ausatmen lösen Sie die Anspannung in den Händen und öffnen diese wieder. Warten Sie etwa eine halbe Minute und führen Sie die Übung dann noch einmal durch. Spüren Sie, wie gut diese Übung Ihren Händen tut?
- Verweilen Sie noch einen Moment in der Entspannung und kehren Sie dann wieder in das Hier und Jetzt zurück.

Autogenes Training

Ein weiteres Entspannungsverfahren stellt das **autogene Training** dar. Es soll Entspannung aus dem Inneren heraus bewirken. Auch dieses Verfahren ist am besten mit einer entsprechenden Audio-Begleitung durchführbar. Man nimmt dazu eine bequeme Haltung ein und beginnt, die Aufmerksamkeit auf den eigenen Körper zu lenken. Die Übungen beinhalten meist bewusste Atemübungen und arbeiten vor allem mit dem Gefühl von Schwere und Wärme. So folgt zum Beispiel auf eine einleitende Entspannungsphase („Meine Arme liegen ganz ruhig da.") eine Überleitung zur Schwere. Durch das wiederholte Hören der Anweisung „Meine Arme sind ganz schwer." entsteht in den Armen tatsächlich ein Gefühl der Schwere. Das klingt Ihnen bereits vertraut? Ganz recht, Sie kennen bereits ein ähnliches Verfahren: Ebenso wie bei der in ➤ Kapitel 11.2 vorgestellten klinischen Hypnose kommen hierbei Suggestionen zum Tragen. So reist man beim autogenen Training mit einigen Wiederholungen durch den gesamten Körper und nimmt diesen bewusst wahr. Im Unterschied zur PMR findet jedoch keine Muskelbewegung statt. Einigen männlichen Patienten fällt PMR übrigens leichter, weil man dort aktiv etwas tun kann. Es dauert meist länger, sich in das autogene Training hineinzufinden.

NUN SIND SIE GEFRAGT!

- Welcher Entspannungstyp sind Sie?
- Hat die PMR-Übung bei Ihnen funktioniert?
- Hätten Sie Lust, einmal autogenes Training auszuprobieren? Wenn ja, holen Sie sich doch ein entsprechendes Buch mit entsprechender Audio-Begleitung.
- Welches Verfahren funktioniert bei Ihnen besser?
- Eignen sich sogar beide Verfahren für Sie? Finden Sie es heraus.

Achtsamkeit

Achtsamkeit bedeutet, sich selbst und seine Umwelt mit einem anderen Bewusstsein wahrzunehmen. Nicht jedem Menschen gelingt dies auf Anhieb, man kann Achtsamkeit jedoch erlernen. Hier sollte also ebenfalls eine Rücksprache mit dem Psychotherapeuten erfolgen und die Übungen entsprechend ausgewählt werden. Im Verlauf lohnt sich auch hier der Kauf weiterführender Literatur oder von Audio-Aufzeichnungen beziehungsweise der Besuch eines entsprechenden Kurses. Ein wenig Achtsamkeit haben wir übrigens in der oben beschriebenen Übung schon durchgeführt. Das bewusste Innehalten im gegenwärtigen Moment und das Wahrnehmen von Füßen und Händen sind Übungen aus der Achtsamkeitslehre. Ursprünglich stammt die Achtsamkeit aus dem Buddhismus und hat eine lange Tradition. Neben der bereits vorgestellten kleinen Übung im Rahmen der PMR, in der wir unsere Extremitäten achtsam wahrgenommen haben, gibt es viele Möglichkeiten, Achtsamkeit im Alltag anzuwenden. Wir können achtsam das Rauschen der Baumkronen im Wald wahrnehmen oder das Knarren ihrer Stämme im Wind. Und wir müssen dafür nicht einmal unbedingt in den Wald hinaus: Wir können achtsam essen, achtsam sitzen, achtsam gehen und achtsam duschen. Ein paar Minuten Achtsamkeit am Tag reichen aus, um eine **Reduktion unseres Stresslevels** und damit auch unserer psychischen Anspannung zu bewirken. Sie werden es merken. Möglichkeiten zur Achtsamkeit gibt es also überall, wir müssen nur daran denken. Eine gute Übung hierzu ist der sogenannte **rote Punkt**.

Der rote Punkt erinnert an Achtsamkeit

NUN SIND SIE GEFRAGT!

Kaufen Sie sich im Schreibwarenhandel kleine runde rote Klebepunkte oder gestalten Sie sie einfach selbst. Kleben Sie nun einen Punkt an eine Stelle in Ihrer Wohnung, an der Sie sich gelegentlich aufhalten. Das kann zum Beispiel der Spiegel im Badezimmer sein (➤ Abb. 26). Jedes Mal, wenn Sie nun den Punkt am Badezimmerspiegel sehen, wird er Sie daran erinnern, Ihre momentane Tätigkeit bewusst und achtsam durchzuführen. Achten Sie beim Zähneputzen beispielsweise genau auf den Kontakt der Borsten mit Ihren Zähnen, auf das Gefühl der schäumenden Zahnpasta im Mund, darauf, wie es ist, die Zahnpasta dann ins Waschbecken zu spucken, und darauf, wie glatt sich die Zähne bei der Berührung mit der Zungenspitze anfühlen. Weiten Sie die Übung im Verlauf aus und variieren Sie diese. Der Punkt im Inneren des Geschirrschranks führt zum achtsamen Einräumen, ein Punkt im Kühlschrank kann Sie an achtsames Essen erinnern. Achten Sie jedoch darauf, dass nicht jeder Gegenstand in Ihrer Wohnung einen roten Punkt erhält. Es muss etwas Besonderes bleiben, dann ist der Effekt größer. Seien Sie kreativ und sorgen Sie dafür, dass Sie einige Übungen am Tag durchführen.

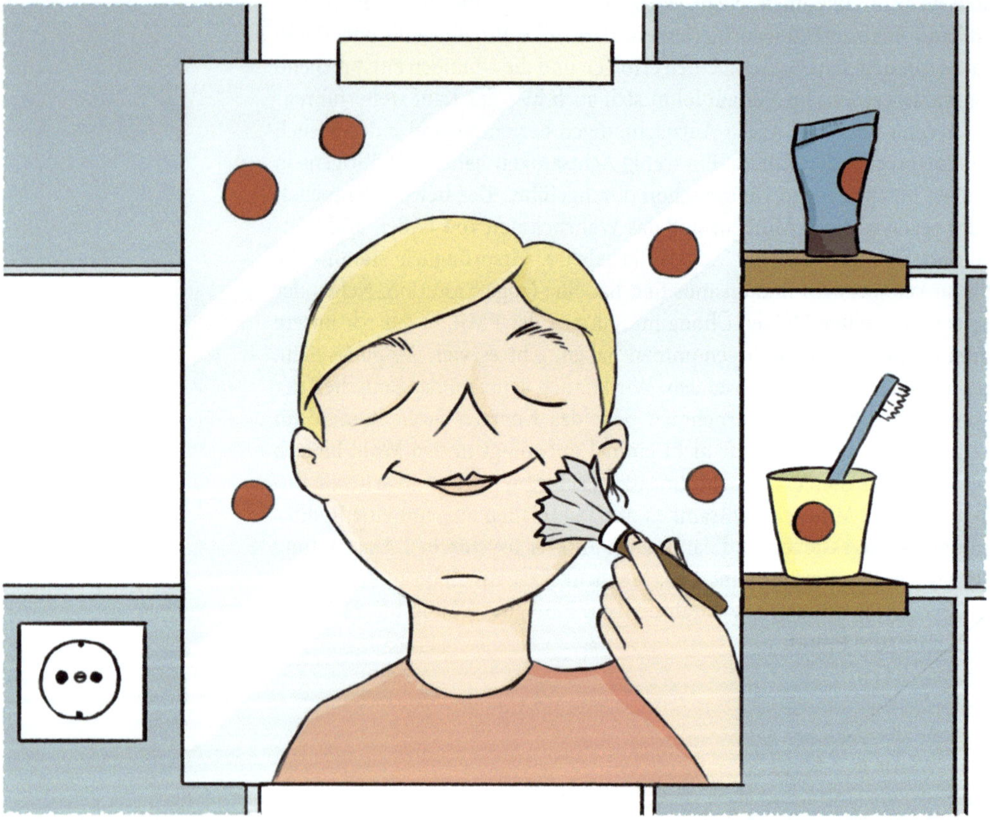

Abb. 26 Mehr Achtsamkeit mittels rotem Punkt

Viele Menschen nutzen Achtsamkeit bereits automatisch im Alltag. Bestes Beispiel sind die **Raucher** unter Ihnen. Auf dem Balkon zu stehen, am Glimmstängel zu ziehen und dabei den Blick durch die Umgebung schweifen zu lassen ist im Prinzip eine Achtsamkeitsübung. Allerdings eine sehr ungesunde. Der rote Punkt kommt ohne gesundheitsschädliche Nebenwirkungen aus. Warum also nicht in Zukunft Achtsamkeit ohne Zigaretten praktizieren?

KAPITEL

27 Zurück in den Alltag

Wie geht man nun mit der Zeit nach einer depressiven oder manischen Episode um? Zunächst kann man sich hoffentlich an der euthymen Stimmungslage erfreuen. Die ambulante Behandlung ist durch Aufnahme einer Psychotherapie und den Kontakt zu einem Psychiater gesichert. Welche Möglichkeiten gibt es, um wieder zurück in den Alltag zu kommen?

Schrittweise zurück in den Alltag

Meine **Empfehlung für Patienten**: Gewöhnen Sie sich schrittweise wieder an den Alltag. Im Rahmen der stationären Behandlungen erfolgt das bereits während der Zeit im Krankenhaus durch Tagesausgänge oder Probeübernachtungen. Das gibt den Patienten auch die Gelegenheit, liegen gebliebene Dinge zu erledigen und nicht beim Nachhausekommen gleich wieder von einem Stapel Briefe überfordert zu werden. Viele Patienten fühlen sich nach der Entlassung noch nicht ausreichend stabil, um gleich wieder arbeiten zu gehen, und lassen sich zunächst für einige Zeit krankschreiben. Manch einer möchte sofort wieder zurück in den Beruf, weil er ihm viel Stabilität gegeben hat. Es gibt hier **kein pauschales Vorgehen**, sodass ich jedem Patient empfehle, auf sich selbst zu achten. Es ist nicht sinnvoll, aus der Klinik zu kommen und sofort wieder mit einem Überforderungsgefühl voll in den Beruf zu starten. Sprechen Sie mit Ihrem Arbeitgeber. Erklären Sie die Situation und versuchen Sie gemeinsam Lösungen zu finden. Ihr Chef wünscht sich gesunde Mitarbeiter, wenn Sie gleich wieder in die Klinik müssen, hat niemand etwas davon. Ein Modell kann zum Beispiel **der schrittweise Wiedereinstieg** sein. Hierbei arbeitet der Patient zunächst nur einige Stunden, um dann nach und nach die Arbeitszeit auszuweiten. **Achten Sie auf sich!** Eventuell kann auch eine Rehabilitationsmaßnahme, in der Sie sich noch weiter stabilisieren, sinnvoll sein. Sprechen Sie mit Ihrem Arzt darüber. Zur Entlastung im Haushalt und bei der Kinderbetreuung gibt es ebenfalls Unterstützung.

Gestalten Sie Ihren Alltag

Es ist wichtig, sich klarzumachen, dass auch die **Rückkehr in den Alltag** eine kleine **Herausforderung** darstellt. Das gewohnte Umfeld ist natürlich ein wichtiger Heilungsfaktor, kann aber auch problematisch werden. Viele Patienten verfallen wieder in alte Muster. Setzen Sie das, was Sie in den Therapien gelernt haben, konsequent um! Finden Sie einen Mittelweg zwischen Belastungen und Entspannung. Holen Sie sich schuldnerberaterische Unterstützung, wenn sich durch eine zurückliegende Manie Schulden angehäuft haben sollten, oder schlagen Sie Ihrem Partner vor, in einer Paartherapie an neu aufgetretenen Schwierigkeiten in der Beziehung zu arbeiten. Knüpfen Sie erneut Ihr soziales Netz und verabreden Sie sich mit Freunden und Bekannten. Legen Sie mögliche Konflikte, die im Rahmen einer manischen Episode ent-

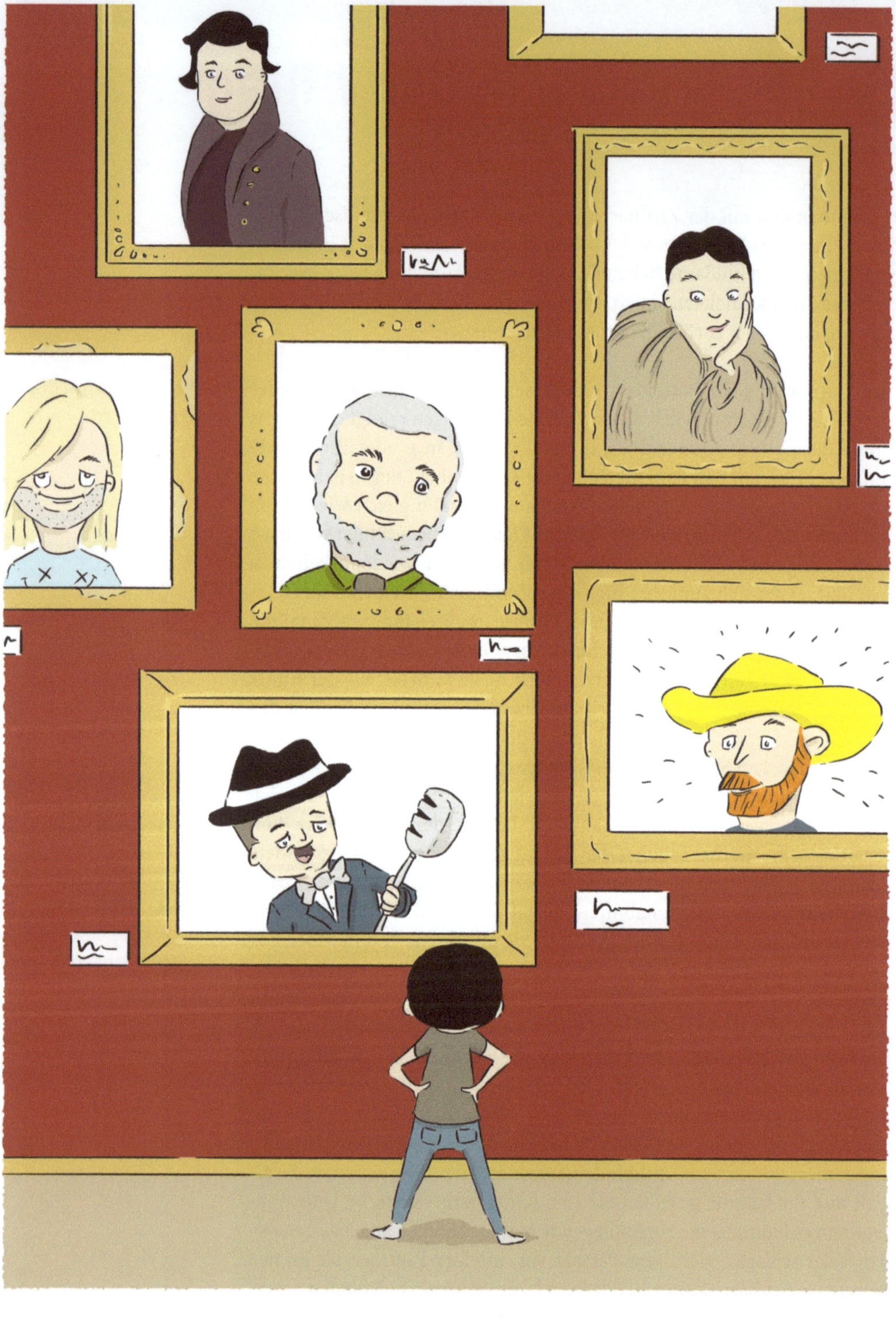

Abb. 27 In bester Gesellschaft

standen sein könnten, bei. Informieren Sie Ihre Freunde, was mit Ihnen los war und halten Sie Abstand zu denjenigen, die Ihnen nicht guttun oder Sie mit Vorwürfen überschütten. Niemand würde einem Diabetiker vorwerfen, dass er zuckerkrank ist. Warum also sollte man das dann bei einem Menschen mit einer Bipolaren Störung tun?

Eine andere Einstellung bekommen

Sie sind schließlich in bester Gesellschaft. Frank Sinatra soll bipolar gewesen sein, Vincent van Gogh möglicherweise auch, Robert Schumann ebenfalls, soweit man dies rekonstruieren kann. Bipolar zu sein bedeutet schließlich nicht, nur krank zu sein. Die Häufung der Diagnose unter Künstlern ist kein Zufall. Viele bipolare Patienten zeigen ein erstaunliches Maß an Kreativität, ihr Ideenreichtum ist beeindruckend. Hier vermischen sich Aspekte der Persönlichkeit mit dem Krankheitsbegriff. Es ist jedem Patienten nur zu wünschen, dass er diesen Ideenreichtum so ausleben kann, dass unsere Welt vielleicht noch ein paar Kunstwerke mehr aufzuweisen hat.

Talente, Kreativität und Ideenreichtum nutzen

Es ist, wie so oft bei dieser Erkrankung, ein schwieriger Spagat. Denn da gab es auch den vermeintlich bipolaren Ernest Hemingway, der sich selbst das Leben nahm. Die ebenfalls bipolar erkrankte Virginia Woolf, die ihm nachfolgte. Da gab es Kurt Cobain, der, vermutlich ebenfalls bipolar erkrankt, im Alter von 27 Jahren seinem Leben ein Ende gesetzt hat. Nicht auszudenken, wie viel Kreativität da noch hätte „explodieren" können, wenn man sie richtig behandelt hätte – davon ausgehend, dass sich die zuletzt genannten aufgrund einer möglicherweise bestehenden depressiven Episode das Leben genommen haben. Das sind zwar „nur" einige Spekulationen, aber ich denke, die **Kernaussage** ist klar: **Nutzen Sie Ihre Talente, Ihre Kreativität, Ihren Ideenreichtum, all die Dinge, die Sie auszeichnen und von einem Durchschnittsmenschen abheben.**

Mit der Krankheit leben

Aber seien Sie sich auch bewusst, dass Sie **an der Erkrankung täglich arbeiten müssen**, um gut durchs Leben zu kommen. Holen Sie sich Unterstützung, wenn Sie diese brauchen, und hören Sie öfter einmal auf Ihren Partner und Ihre Freunde. Beachten Sie Ihre Frühsymptome. Werden Sie selbst aktiv und bekämpfen Sie die Bipolare Störung an beiden Fronten. Lernen Sie auch, mit Rückschritten umzugehen. Häufig werden Sie auf dem Weg zur ausgeglichenen Stimmung zwei Schritte nach vorn und einen zurück gehen. Wichtig ist jedoch das Ziel, nicht der Weg. Sie verfügen über das Handwerkszeug, um den Weg zu gehen. Es besteht aus dem Wissen, das Sie sich in den Therapien angeeignet haben, Ihren eigenen Veränderungen und Hilfsmitteln.

Nach vorne schauen

Einige davon haben Sie bereits in diesem Buch kennengelernt, zum Beispiel die Liste positiver Aktivitäten oder Ihre Krisenpläne. **Seien Sie stolz auf sich und blicken Sie nach vorn, anstatt zurück.** Erst recht, wenn doch einmal ein längerer Aufenthalt in der Klinik notwendig werden sollte. Es gibt keinen Grund, sich dafür zu schämen oder sich vor irgendwem rechtfertigen zu müssen. Sie haben einen wichtigen Schritt getan, den andere vielleicht niemals gewagt hätten. Sie sind, wie gesagt, in bester Gesellschaft (➤ Abb. 27). Mit dem Unterschied, dass Sie Ihr Leben in der Hand haben und entscheiden können, wie es verläuft.

NUN SIND SIE GEFRAGT!

Überlegen Sie sich stabilisierende Maßnahmen für die Zeit unmittelbar nach einem Krankenhausaufenthalt. Was kann Ihnen in den Bereichen Arbeit, Partnerschaft, Familie und Freunde Kraft geben? Was würde Sie nur belasten? Was können Sie selbst für sich tun?

KAPITEL

28 Selbsthilfe und Angehörige

Mit Selbsthilfe gesund bleiben

Selbsthilfe beschreibt alle Maßnahmen, die einer psychischen Erkrankung entgegenwirken und vom Betroffenen selbst durchgeführt werden. Das Lesen dieses Buches etwa ist als Selbsthilfe einzuordnen. Ebenso das Durchführen von Entspannungsverfahren mithilfe einer einer Audio-Begleitung. Selbsthilfe ist auch im Rahmen einer Psychotherapie gefragt. Schließlich kann eine Veränderung nur dann bewirkt werden, **wenn der Betroffene selbst aktiv wird**. Darüber hinaus gibt es Selbsthilfeangebote für Gruppen. Das Prinzip einer Selbsthilfegruppe ist Ihnen wahrscheinlich am ehesten aus dem Bereich der Suchtmittelabhängigkeit, beispielsweise Alkohol, bekannt. In solchen Gruppen trifft man sich meist wöchentlich, um weiterhin an der Abstinenz zu arbeiten. Vergleichbare Konzepte gibt es auch für die Bipolare Störung. In einer Gruppe lassen sich viele Fragen und Probleme gemeinsam sehr viel besser lösen. So können etwa Stimmungstagebücher besprochen werden und man prüft sich gegenseitig auf Frühsymptome. Die Gruppe bietet Gelegenheit zum Austausch und fördert soziale Kontakte. Idealerweise wird eine solche Gruppe von einem Psychotherapeuten geleitet.

Hilfreiche Angebote im Internet

Am Ende dieses Buches finden Sie hilfreiche Internetseiten, um etwa Kontakt zu einer Selbsthilfegruppe aufnehmen zu können.

Angehörige sind meist stark involviert

Angehörige haben bei psychischen Erkrankungen einen **sehr hohen Stellenwert**. Bei der Bipolaren Störung übernehmen Angehörige jedoch gleich mehrere Sonderrollen. Zum einen sind sie selbst meist unmittelbar von der Erkrankung des Partners oder Freundes betroffen. Im Rahmen einer Veranstaltung formulierte es die Angehörige eines Patienten einmal so treffend: „Ich und mein Mann, wir sind bipolar." Die Frau war psychisch gesund und dennoch scheint sie ein starkes Krankheitsverständnis zu dieser Aussage hingerissen zu haben. Das ist verständlich. Eine Angehörige geht häufig gemeinsam mit dem Partner auf „Berg- und Talfahrt". Sie muss sich mit der depressiven Lebenseinstellung der Partners auseinandersetzen, kann nachts vielleicht nicht schlafen, weil der Betroffene grübelt oder manisch durch die Wohnung hastet. Das gemeinsame Konto ist in einem dicken Minus, da sich der Partner neuerdings sehr intensiv mit Offiziersuniformen aus der Weimarer Republik beschäftigt und die Garage einem Theaterfundus gleicht. Und dann sind da noch die Seitensprünge des Partners zu verdauen. Diese überspitzte Darstellung macht deutlich: Angehöriger zu sein, kommt manchmal einem **Fulltime-Job** gleich. Die Erkrankung stellt für den Angehörigen also selbst eine **Belastung** dar. Häufig ist diese Belastung im ersten Moment gar nicht so deutlich zu erkennen, Angehörige überfordern sich daher oftmals und werden selbst krank. Es droht eine Depression. Es ist Angehörigen betroffener Patienten deshalb dringend zu raten, auch auf sich zu achten und dann und wann etwas kürzer zu treten.

Selbsthilfegruppen für Angehörige

Unterstützung dabei bieten **Selbsthilfegruppen für Angehörige**. Teilweise steht dem Bedürfnis der Angehörigen, dem Betroffenen zu helfen, auch eine Wut gegenüber. Eine Wut auf die Erkrankung, teilweise aber auch auf das Verhalten des Patienten. In solchen Gruppen besteht für die Angehörigen die Möglichkeit, unter Gleichgesinnten und ohne den Patienten, eine solche Wut auch einmal laut zu äußern: „Ich weiß, er kann nichts dafür, aber dieses ewige Auf und Ab macht mich einfach nur fertig!" Diese Gefühle sind durchaus erlaubt. Angehörige sollten also nicht nur auf den Patienten in der Familie, sondern auch auf sich selbst achten.

Angehörige als Co-Therapeuten

Besteht eine solche Basis, kann der gesunde Angehörige die so wichtige Funktion des Co-Therapeuten übernehmen. Es ist daher essenziell wichtig, dass Sie als Nichterkrankter Ihrem betroffenen Angehörigen seine Stimmung und die damit verbundenen Aktivitäten widerspiegeln. Lernen Sie, die Frühwarnsymptome Ihres bipolaren Angehörigen kennen und haben Sie ebenfalls ein wachsames Auge darauf. Angehörige sollten gemeinsam mit dem Betroffenen Krisenpläne (➤ Kapitel 24) und Behandlungsoptionen erörtern und nicht davor zurückscheuen, im Notfall Entscheidungen gegen den Willen Ihres betroffenen Partners oder Freundes zu treffen. Es gibt Situationen, in denen es keine andere Möglichkeit mehr gibt.

Die Erkrankung ist nicht alles

Angehörige müssen im Verlauf auch lernen, Verantwortung abzugeben. Sie neigen häufg dazu, den Betroffenen in Watte zu packen. Das wird gerade in den depressiven Phasen sehr deutlich. Den Patienten zu umsorgen und ihm jede Verantwortung im Alltag abzunehmen, wirkt gegen den Aufbau seiner positiven Aktivitäten. Ein bipolar erkrankter Mensch muss nicht wie ein rohes Ei behandelt werden. Angehörige sollten **dem Betroffenen durchaus etwas zutrauen**. Und trauen Sie sich als Patient auch einmal zu sagen: „Lass mich das jetzt machen!" Die Grenzen erkennt der Betroffene irgendwann selbst sehr gut.

Häufig „kreiert" man als Angehöriger auch Symptome, wo eigentlich keine sind. Das ist verständlich, schließlich fürchtet man das erneute Aufkommen einer Manie. Wenn der Betroffene aber zum Beispiel einfach nur wegen einer viel zu heißen Sommernacht nicht gut schlafen konnte, so muss man ihn nicht gleich am nächsten Morgen beim Arzt vorstellen. Sie werden im Verlauf lernen, was normale Stimmungsschwankungen und was Zeichen einer Hypomanie sind. Wie der Patient werden Sie lernen, mit der Erkrankung umzugehen. Geben Sie ihr als Angehöriger den notwendigen Raum und haben Sie **ein offenes Ohr für die Wünsche und Nöte des Betroffenen**. Machen Sie die Erkrankung aber nicht zum Mittelpunkt Ihrer Beziehung und erst recht nicht zum Mittelpunkt Ihres eigenen Lebens.

NUN SIND SIE GEFRAGT!

- Wo können Sie nach der Lektüre dieses Kapitels Verhaltensweisen in Ihrer Funktion als Angehöriger verändern?
- Wo können Sie als Patient Kompromisse mit Ihrem Angehörigen schließen?
- Suchen Sie das Gespräch miteinander.
- Informieren Sie sich zudem über Selbsthilfegruppen in Ihrer Nähe. Wenn Sie aktuell Bedarf an einer solchen Gruppe haben, gehen Sie doch einfach einmal vorbei und informieren Sie sich.

KAPITEL

29 Soziales Kompetenztraining

Die Bipolare Störung hat Einfluss auf soziale Interaktionen

Soziale Kompetenz zu trainieren, das mag zunächst ein wenig hart klingen. Schließlich sind wir Menschen hochsoziale Wesen und lernen soziales Verhalten bereits von der ersten Lebensphase an. Im vorangegangenen Kapitel wurde jedoch erneut deutlich: Die Bipolare Störung hat einen enormen Einfluss auf die sozialen Interaktionen des Betroffenen. Sie beeinflusst Denken, Fühlen und Handeln, gleichzeitig schwankt die betroffene Person in teilweise unterschiedlichen Zeitabständen zwischen den Polen der Depression und der Manie. Während der Phase einer psychotischen Entgleisung der Erkrankung mag der Betroffene auf Außenstehende seltsam, ja geradezu bizarr wirken und bekommt dies unter Umständen von ihnen auch so vermittelt. In einer Manie kommt es häufig zu Konflikten mit dem Partner oder dem Freundeskreis. Es ist verständlich, dass Betroffene mitunter Schwierigkeiten haben, sich in einem normalen sozialen Umfeld zu bewegen und Sorge haben, dass sie sich nicht so verhalten, wie sozial erwünscht.

Angst vor sozialen Situationen

An dieser Stelle besteht eine wichtige Verbindung zu Angsterkrankungen, die häufig im Rahmen einer Depression auftreten. Es können soziale Ängste auftreten, in schweren Fällen kann gar eine sogenannte **soziale Phobie** entstehen. Ein sozialphobischer Patient entwickelt starke **Ängste vor sozialen Situationen**. Das bedeutet, dass es ihm vor allem unangenehm ist, in Kontakt mit anderen Menschen zu treten und durch diese bewertet zu werden. Meist führt die Erkrankung zur Vermeidung von sozialen Kontakten und einem niedrigen Selbstwertgefühl. An körperlichen Symptomen berichten die Patienten häufig von schnellem Erröten, Zittern der Hände, Schwindel, einem flauen Gefühl im Magen oder dem Drang, auf die Toilette gehen zu müssen. Gerade die nach außen sichtbaren Symptome, wie das Zittern und Erröten oder die Sorge einzunässen, verstärken die **Angst vor sozialen Kontakten** zusätzlich. Eine soziale Phobie sollte immer **psychotherapeutisch mitbehandelt** werden. Das kann mitunter schwierig werden, da Patienten in der Manie meist das genaue Gegenteil einer sozialen Phobie zeigen und diesen Zustand der Geselligkeit als Ideal auffassen können. Unter Umständen ist hier also mehr erforderlich als die Durchführung des sozialen Kompetenztrainings, wenngleich dies auch bei rein soziophobischen Patienten ein wichtiger Bestandteil der Therapie ist.

Bearbeitung der Depression

Interaktion bedeutet stets, dass auch andere Personen beteiligt sind. Der Fokus richtet sich daher nicht ausschließlich auf den Patienten selbst. Auch das Gegenüber hat gewisse soziale Vorstellungen und Erwartungen an den Patienten. Bipolare Patienten müssen auch hier lernen, mit den beiden Polen ihrer Erkrankung umzugehen. In der **Depression** erleben sich bipolare Patienten als wertlos und unlustig. Und in der Tat, mit einem miesepetrigen, in der Ecke schmollenden Menschen lässt sich nur schwer ein Gespräch beginnen. Im Rahmen eines sozialen Kompetenztrainings üben Patienten, meist im Zuge einer Gruppentherapie, positiv zu agieren, entweder bezogen auf die eigene Person („Ich habe am Wochenende etwas sehr Schönes erlebt.") oder auf das Gegenüber („Ich mag deine neue Frisur."). Häufig wird bei diesen Therapieverfahren ein unparteiischer Dritter als Schiedsrichter benannt. Dieser soll das **Rollenspiel** von außen beschreiben und berichten, wie die Situation auf ihn gewirkt hat. Eventuell können auch der Einsatz einer Videokamera und das anschließende gemeinsame Analysieren der Aufnahme sinnvoll sein. Dabei wird nicht nur auf das Gesagte geachtet, auch nonverbale Verhaltensweisen wie Augenkontakt, Körperhaltung und Mimik werden beobachtet. Auf der Inhaltsebene wird beispielsweise darauf geachtet, ob der Patient Wünsche und Bedürfnisse äußern kann und ob er in der Lage ist, seinem Gegenüber zuzuhören. Im Rollenspiel werden verschiedene Situationen geübt, die anschließend in Form einer Hausaufgabe auch außerhalb der Therapie vom Patienten wiederholt werden sollen.

Bearbeitung der Manie

In der **Manie** kehrt sich das Bild um. Hier betreiben Bipolare Patienten zu viel Kommunikation, sie kennen keine Grenzen mehr, vertrauen sich wildfremden Leuten an und haben teilweise intimen Kontakt mit diesen. Kommen noch psychotische Symptome hinzu, erwecken bipolare Patienten häufig den Eindruck „sonderbar" oder „seltsam" zu sein. Häufig fehlt das Verständnis für die Erkrankung, man bleibt lieber auf Abstand und ist misstrauisch. Das erleichtert es dem Patienten nach Abklingen der manischen Phase nicht gerade. Hier ist **Offenheit** gefragt. Lernen Sie, offen auf Leute zuzugehen, und suchen Sie **Verständnis**. Lassen Sie sich aber nicht entmutigen, wenn Sie zunächst auf keinerlei Verständnis stoßen. Es hat lange Zeit gedauert, ehe man in der Öffentlichkeit begonnen hat, über das Thema Depression zu sprechen. Zwischenzeitlich trifft man häufiger auf Verständnis. Es bleibt zu hoffen, dass es sich bei der Bipolaren Störung in einigen Jahren ähnlich verhalten wird. Bis dahin können Sie in Ihrem Freundes- und Bekanntenkreis eine wichtige Aufklärungsrolle einnehmen. Natürlich bestimmen Sie selbst, was Sie berichten möchten und was nicht.

Verhaltensregeln für interpersonelle Kommunikation

Im Verlauf sollten auch spezielle **interaktionelle Schwierigkeiten**, zum Beispiel mit dem Partner, betrachtet werden. Die Bipolare Störung kann sich zur großen Belastung für den Partner entwickeln. Wie wir im vorhergehenden ➤ Kapitel 28 gesehen haben, nimmt der Partner als engster Angehöriger jedoch eine unwahrscheinlich wichtige Position ein. Durch die Schwere der Symptomatik entsteht häufig eine asymmetrische Beziehung: Der Patient entwickelt das Gefühl, dass seine Schwierigkeiten schwerwiegender sind als die des Partners. Häufig müssen Patienten zunächst wieder lernen, ihrem Partner zuzuhören und durch Erfragen etwaige Probleme zu erfassen. Im Anschluss sollten Patienten das formulierte Problem ihres Partners möglichst wertfrei wiederholen. Benennen Sie zunächst die von Ihnen wahrgenommenen **Gefühle Ihres Gegenübers**: „Ich glaube, es macht dich gerade extrem wütend, dass wir diesen Monat jeden Cent zweimal umdrehen müssen, weil ich im letzten Monat im Kaufrausch so viele unnötige Dinge gekauft habe." Vergessen Sie nicht, dass Sie im Verlauf dieses Ratgebers bereits einige Fortschritte gemacht haben, was das Wahrnehmen von Situationen und der Gefühle, die sie auslösen, angeht. Wer beschäftigt sich schon dermaßen ausführlich mit sich selbst, wie Sie es in den zurückliegenden Kapiteln getan haben. Benennen Sie im Anschluss Ihre eigenen Gefühle: „Ich fühle mich unverstanden. Ich habe das Gefühl, mich rechtfertigen zu müssen, dabei leide ich selbst unter diesen Dingen. Schließlich war es die Manie, die mich dazu getrieben hat."

Zur **Lösung des Problems** empfiehlt es sich, nicht gleich mit der Tür ins Haus zu fallen und auch die Bemühungen des Partners anzuerkennen, ehe das Kernproblem benannt wird: „Ich bemerke, dass du dir Mühe gibst, mir zu helfen und die Sache mit dem Geld nicht zu groß aufzuhängen, aber neulich beim Einkauf, da habe ich mich durch deinen Kommentar wieder sehr verletzt gefühlt." Im Anschluss kann häufig ein gemeinsamer Kompromiss herausgearbeitet werden: „In Ordnung, du verzichtest auf Kommentare wie neulich beim Einkaufen und nächsten Monat bist du an der Reihe und darfst dir von unserem gemeinsamen Geld etwas Schönes kaufen."

Eskalationen vermeiden

Vermeiden Sie dabei mögliche **Eskalationen**, gerade die Themen Geld und Sexualität bergen oft ein gewaltiges Konfliktpotenzial, und setzen Sie das Gespräch beim kleinsten Anzeichen einer Eskalation unter ruhigen Bedingungen zu einem anderen Zeitpunkt fort. Im Rahmen des sozialen Kompetenztrainings werden solche Gespräche in Rollenspielen geübt. Der Patient schlüpft dabei auch in die Rolle des Partners, um dessen Standpunkt verstehen zu können („Ich will mir auch einmal etwas gönnen, ständig sind wir pleite, weil du unnötige Sachen kaufen musst! Das geht mir wirklich auf die Nerven, ich kann so nicht leben!"). Solche Gefühle sind durchaus legitim, der Patient muss lernen, auch mit etwaigen Gefühlsausbrüchen seines Partners zurechtzukommen. In bestimmten Fällen kann auch ein **therapeutisches Gespräch** zu dritt oder eine **Paartherapie** sinnvoll sein. Vielleicht liegt das Problem in der Interaktion ja auch gar nicht bei Ihnen selbst und Ihr Partner benötigt ebenfalls Hilfe?

NUN SIND SIE GEFRAGT!

Versuchen Sie nun, Verhaltensregeln für interpersonelle Kommunikation herauszuarbeiten und diese umzusetzen. Kommen Sie auch auf insgesamt acht Regeln? Zur Hilfestellung nachfolgend zunächst die Anfangsbuchstaben der Techniken:

1. Z...
2. E...
3. W...
4. G... (beidseitig)
5. A...
6. K... benennen
7. K... erarbeiten
8. E... vermeiden

Haben Sie alle Regeln herausarbeiten können? Falls nicht, hier die Auflösung: zuhören, erfragen, wiederholen, Gefühle (beidseitig), anerkennen, Kernproblem benennen, Kompromiss erarbeiten, Eskalation vermeiden.

KAPITEL

30 Zusammenfassung

Neunundzwanzig Kapitel liegen nun hinter uns und ich hoffe, Sie konnten einiges über die Bipolare Störung lernen. Das letzte Kapitel soll für eine Zusammenfassung genutzt werden.

Erkrankung mit zwei Polen

Zunächst wurde die Bipolare Störung als **zweipolige Erkrankung** definiert: Manien und Depressionen bilden die jeweiligen Extrempunkte dieser Erkrankung, bei der es zu starken Stimmungsschwankungen kommen kann. Im zweiten Kapitel wurde verdeutlicht, was die **Hauptsymptome** der Depression sind und dass Depressionen meist als sogenannte unipolare Depressionen, also außerhalb einer Bipolaren Störung auftreten. Manien, gewissermaßen die Kehrseite einer Depression, treten hingegen überwiegend im Rahmen einer Bipolaren Störung auf. Bei der Schilderung der Symptome einer Manie wurde deutlich, dass es sich teilweise um sehr schwere Krankheitsepisoden handelt, bei denen Betroffene einer deutlichen Gefährdung ausgesetzt sind. Um die beiden definierten Pole der Bipolaren Störung in Einklang bringen zu können, schloss sich das Kapitel über die **Diagnostik** einer Bipolaren Störung an. Zunächst wurde eine Unterscheidung zum Normalzustand vorgenommen, was mitunter gar nicht so einfach ist. Stimmungsschwankungen kennt schließlich jeder Mensch. Es wurde nachfolgend die **Bipolar-I-Störung** von der **Bipolar-II-Störung** abgegrenzt: Der Bipolar-I-Erkrankte kennt Phasen von Depression und Manie, während der Bipolar-II-Erkrankte lediglich Hypomanien kennt. Bei Letzterem liegt der Schwerpunkt auf den meist schweren depressiven Phasen. Es wurden ferner die Abgrenzungen zu körperlichen Erkrankungen, zu unipolaren Depressionen, zur Zyklothymia und zu anderen psychiatrischen Erkrankungsbildern erläutert. Insbesondere psychotische Symptome veranlassen häufig dazu, die Erkrankung falsch zu diagnostizieren und etwa als Schizophrenie zu behandeln. Entscheidend in der Diagnosestellung der Bipolaren Störung, die sich überwiegend auf die Beschreibung gegenwärtiger und zurückliegender Symptome stützen muss, ist, dass jemand mit Erfahrung auf diesem Gebiet die Diagnose stellt.

Entstehung einer Bipolaren Störung

➤ Kapitel 5 beschäftigte sich mit der **Entstehung** einer Bipolaren Störung. Dabei wurde einmal mehr deutlich, dass das Gehirn ein sehr komplexes Organ ist, sodass man nicht von der einen Ursache für eine Bipolare Störung sprechen kann. Vielmehr ist das Zusammenspiel aus Vererbung, Sozialisation, Persönlichkeit und Stress entscheidend. All diese Faktoren bedingen eine Verletzlichkeit (Vulnerabilität) für eine Bipolare Störung und können Auslöser für den Beginn der Fahrt auf der „Achterbahn der Stimmung" sein. Sich einem derart komplexen Organ wie dem Gehirn zu nähern, um mit ihm Psychotherapie zu betreiben, scheint schwierig, ist aber mithilfe gewisser Tech-

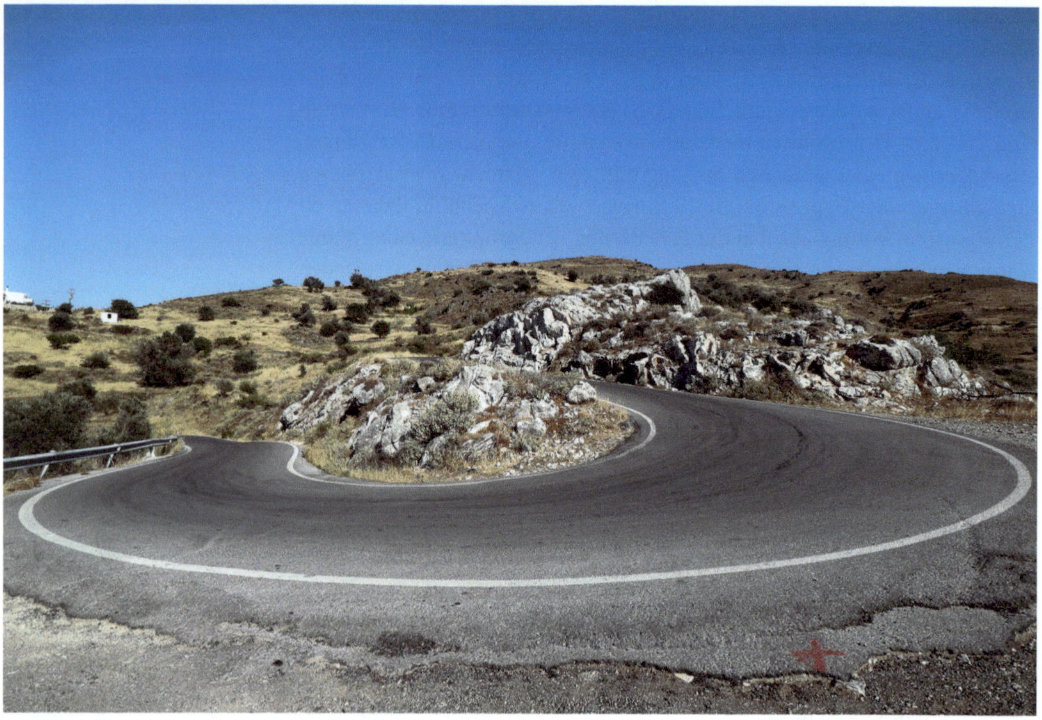

Abb. 28 Durchbrechen Sie die Spiralen der Depression und der Manie

niken möglich. Eine davon ist die Erkenntnis, dass **Gedanken, Gefühle und Handlungen** zusammenhängen und sich verändern lassen, wie das ➤ Kapitel 6 anschaulich zeigte. Gerade auf der Handlungsebene können Patienten schnell Erfolge in der Psychotherapie erreichen und so beispielsweise die **Spirale der Depression** (➤ Kapitel 7) oder die **Spirale der Manie** (➤ Kapitel 8) durchbrechen (➤ Abb. 28).

Das Stimmungstagebuch

Um die jeweilige Stimmung besser einordnen zu können, brauchen Patienten ein sehr wichtiges Hilfsmittel: das **Stimmungstagebuch**, das in ➤ Kapitel 9 vorgestellt wurde. Anhand eines Beispielfalls haben Sie gelernt, wie wichtig es ist, dieses Tagebuch täglich zu führen, um damit auf Stimmungsschwankungen und Frühwarnzeichen rasch reagieren zu können. Das nächste Kapitel beschäftige sich mit der **psychotherapeutischen Behandlung** der Bipolaren Störung. Kognitive Verhaltenstherapie, Tiefenpsychologie und Psychoanalyse sowie Schematherapie wurden kurz dargestellt, zudem wurde der Ablauf einer Psychotherapie erläutert. In ➤ Kapitel 11 wurden **ergänzende Therapieverfahren** vorgestellt. Ergo-, Gestaltungs-, Musik- und Tanztherapie sind wichtige Verfahren, die neben einer Psychotherapie zum Einsatz kommen. Die klinische Hypnose kann eine sinnvolle Ergänzung sein. Das soziale Kompetenztraining kam zur Sprache und wurde später wieder aufgegriffen. Zudem wurde die Elektrokrampftherapie, die zu Unrecht einen schlechten Ruf hat, als hilfreiche Therapie vorgestellt. Die Lichttherapie kann bei saisonal bedingten bipolaren Depressionen als ergänzendes Verfahren hilfreich sein.

Medikamentöse Behandlung

➤ Kapitel 12 beschäftigte sich anschließend mit der **medikamentösen Behandlung** der Bipolaren Störung und stellte einige Stimmungsstabilisatoren und ihre Vor- und Nachteile vor. In ➤ Kapitel 13 wurde die **medikamentöse antidepressive Behandlung** besprochen, zudem wurde auf die Gruppe der Benzodiazepine und sonstiger Präparate eingegangen. Auch das Thema Bipolare Störung und Schwangerschaft wurde kurz angerissen. Im Anschluss wurden verschiedene **Verlaufsformen** der Bipolaren Störung vorgestellt. Symptome im Jugendalter wurden aufgegriffen, außerdem wurde erneut auf die wichtige Unterscheidung zu einer unipolaren Depression hingewiesen. Nicht selten entpuppen sich unipolare Depressionen im Krankheitsverlauf als bipolare Depressionen, man bezeichnet diese Verlaufsform als pseudounipolar. Nachfolgend wurden einige weitere Merkmale der Bipolar-I-Störung besprochen. Zum Glück sind die schweren Verlaufsformen deutlich seltener als die leichten, dennoch sollten auch die schweren Verlaufsformen nicht unerwähnt bleiben: Gemischte Episoden und Rapid-Cycling-Verlaufsformen sind eine Herausforderung für das Behandlungsteam und den Patienten, aber kontrollierbar. Auch die Bipolar-II-Störung wurde noch einmal detaillierter besprochen. Das Kapitel schloss mit einem Mut machenden **Ausblick**: Mit der richtigen Behandlung lassen sich Verlaufsformen günstig beeinflussen. Die Bipolare Störung bleibt eine chronische Erkrankung, ähnlich dem Diabetes, mit der es sich aber gut leben lässt, wenn bestimmte Dinge beachtet werden.

Veränderung des Lebensstils

Diese Dinge stellte ➤ Kapitel 15 ausführlich vor: **Ernährung, Sport und Suchtmittelkonsum** haben unmittelbaren Einfluss auf die Krankheitsepisoden und lassen sich entsprechend anpassen. Abschließend gab das Kapitel noch wichtige Hinweise zum Umgang mit **Sexualität** in depressiven und manischen Phasen. Ein ganz zentraler Bestandteil in der Psychotherapie der Bipolaren Störung ist der richtige Umgang mit **Schlaf**. ➤ Kapitel 16 stellte deswegen wichtige Regeln zur **Schlafhygiene** auf. Um das psychiatrische Hilfesystem besser kennenzulernen, wurde ein Blick hinter die Türen einer **Akutstation** geworfen, Einblicke in **Therapiestation** und **Tagesklinik** gegeben und das **System der ambulanten Behandlung** erklärt. Mit ➤ Kapitel 20 wurde es wieder therapeutisch: Sie haben an Ihren depressiven Gedanken gearbeitet und anschließend deren Verschwinden mittels **Spaltentechnik** und **Grübelstopp** geübt. Das sehr wichtige Thema **Umgang mit Suizidgedanken** wurde in ➤ Kapitel 22 aufgegriffen. Angehörige konnten hier Gesprächsregeln kennenlernen und erfahren, was im Notfall zu tun ist. In ➤ Kapitel 23 wurde der psychotherapeutische Fokus auf die **Stimmungsschwankungen** gelegt und die bis dahin erlangten Erkenntnisse noch einmal zusammengefasst. Die dort vorgestellte Aktivitäten-Stimmungstabelle ist sehr nützlich, um den Einfluss des Handelns auf die Stimmung wahrnehmen zu können. Der Wochenplan gab Ihnen ein wichtiges Hilfsmittel für mehr Tagesstruktur an die Hand. Nachfolgend wurden die sieben Schritte zum Aufschub von Aktivitäten im Fall einer drohenden Hypomanie besprochen.

Krisenpläne

In ➤ Kapitel 24 wurden gleich zwei **Krisenpläne** besprochen: Einer für die **Depression** und einer für die **Manie**. Diese liefern Betroffenen und Angehörigen klare Handlungsanweisungen, wie im Notfall zu verfahren ist. Da **Stress** einen enormen Einfluss auf die Bipolare Störung hat, wurden diesem Thema gleich zwei Kapitel gewidmet. Die drei **Komponenten der Stressbewältigung** (Stressverringerung, Stressbewertung und Stresserholung) wurden vorgestellt, im Anschluss fanden Entspannungsverfahren und Achtsamkeit ihren Platz. Kleben in Ihrer Wohnung nun einige rote Punkte? Mit der **Rückkehr in den Alltag** beschäftigte sich ➤ Kapitel 27. Neben der Klärung der durch Krankheitsepisoden verursachten Schwierigkeiten ging es hier vor allem darum, eine andere Einstellung zu der Erkrankung zu bekommen. Einige prominente Lebensläufe untermauerten diese These. Damit dies klappt, müssen Sie weiterhin **Selbsthilfemaßnahmen** durchführen, ein Thema das in ➤ Kapitel 28 aufgegriffen wurde. Es ist beispielsweise sinnvoll, sich Unterstützung durch eine Selbsthilfegruppe zu suchen, zudem ist es essenziell wichtig, dass Sie mit Ihren **Angehörigen** gemeinsam an einem Strang ziehen. Mit den richtigen Tipps aus diesem Kapitel können Angehörige zu Co-Therapeuten werden, sollten dabei vor allem aber ihr eigenes Leben nicht vergessen. Damit das gelingt, beschrieb das letzte Kapitel eine wichtige Technik für interpersonelle Kommunikation aus dem **sozialen Kompetenztraining** (➤ Kapitel 29).

Umfangreiches Programm

Rückblickend ein **sehr umfangreiches Programm**. Ich hoffe, Sie konnten viel Wissenswertes mitnehmen – ob als Betroffener, als Angehöriger oder einfach aus Interesse. Schauen Sie sich nochmals Ihre eingangs formulierte Liste mit Fragen an. Welche Fragen (➤ Kapitel 1) konnten Sie mithilfe dieses Ratgebers beantworten? Wo bleiben Fragen offen? Über eine Rückmeldung diesbezüglich würde ich mich sehr freuen (www.daniel-illy.de). Gerne möchte ich Ihr Feedback dazu nutzen, an weiteren Projekten zu arbeiten. Die Arbeit an diesem Buch hat mir nämlich große Freude bereitet.

Danke!

Zum Abschluss möchte ich mich bedanken. Allen voran bei meinen Patienten, die mir so viel Inspiration für das Schreiben dieses Ratgebers gegeben haben. Ohne ihre Fragen hätte ich nie begonnen, mir Gedanken darüber zu machen, wie man ein solches Buch gestalten könnte. Die Arbeit mit Bipolaren Patienten ist eine Arbeit der Extreme, aber eine ungemein spannende und erfüllende Aufgabe.

Ich danke meinen Kollegen und all jenen, die mich bei der Entstehung dieses Buches unterstützt haben, insbesondere den Damen und Herren vom Verlag und Lektorat. Frau Deim danke ich erneut für die hervorragende illustratorische Umsetzung dieses Themas.

Mein abschließender Dank gilt Ihnen: Ich möchte mich an dieser Stelle für Ihr Interesse als Leserin und Leser bedanken und Ihnen alles Gute wünschen. Bleiben Sie gesund!

Ihr
Dr. med. Daniel Illy

Hilfreiche Angebote im Internet

Empfehlen möchte ich Ihnen an dieser Stelle den Internetauftritt der **Deutschen Gesellschaft für Bipolare Störungen e.V.** unter www.dgbs.de. Hier finden Sie neben vielen weiteren Informationen auch ein ausführliches Verzeichnis von Selbsthilfegruppen in Deutschland.

Deutschlandweit gibt es viele Selbsthilfeverbände, deren Auflistung den Rahmen dieses Ratgebers sprengen würde. Exemplarisch möchte ich aufgrund meiner Tätigkeit in Berlin die Selbthilfevereinigung für Berlin und Brandenburg hervorheben. Unter der Adresse www.bipolaris.de finden Sie weitere Informationen und viele Links zu anderen Selbsthilfegruppen in ganz Deutschland, Österreich und der Schweiz.

Bei der Suche nach einem Therapeuten ist die Homepage der Psychotherapeutenkammer Ihres Bundeslandes die beste Wahl. Dort finden Sie Hinweise und häufig auch eine entsprechende Suchfunktion.

Weitere Informationen über den Autor dieses Ratgebers und seine Bücher erhalten Sie unter www.daniel-illy.de

Von Dr. D. Illy sind weiterhin folgende Ratgeber erschienen:

Ratgeber Videospiel- und Internetabhängigkeit. ISBN 978-3-437-22991-6

Ratgeber Depression. ISBN 978-3-437-22951-0

Ratgeber Angsterkrankungen. ISBN 978-3-437-22961-9

Ratgeber Zwangserkrankungen. ISBN 978-3-437-22971-8

Hilfe zur Selbsthilfe

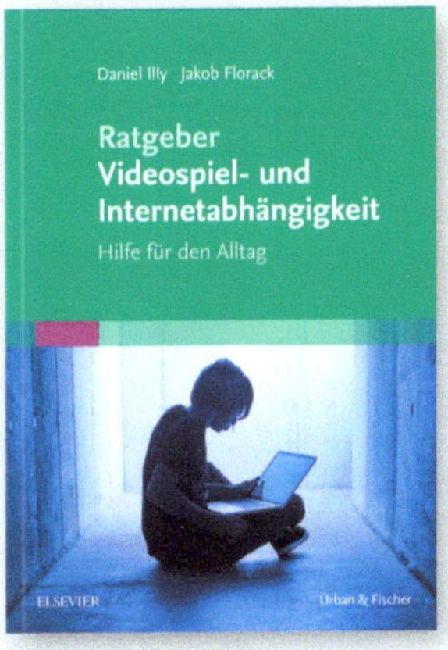

Daniel Illy
Ratgeber Videospiel- und Internetabhängigkeit
978-3-437-22991-6

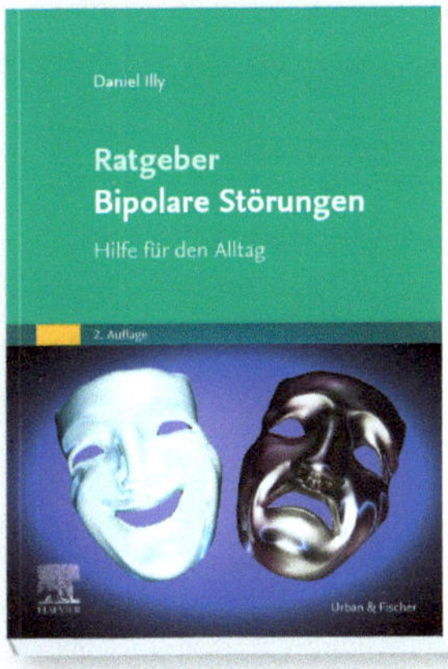

Daniel Illy
Ratgeber Bipolare Störungen
978-3-437-22982-4

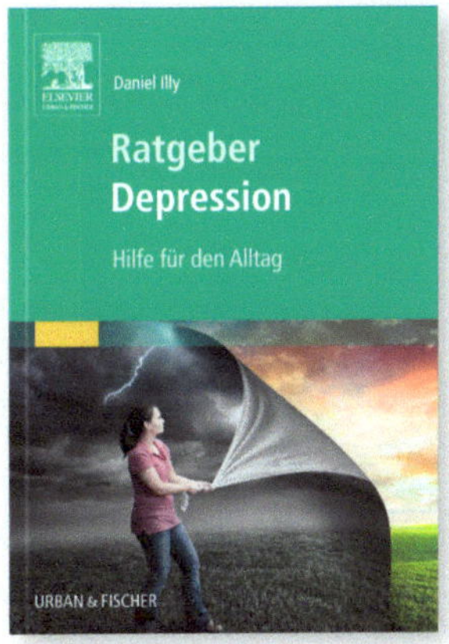

Daniel Illy
Ratgeber Depression
978-3-437-22951-0

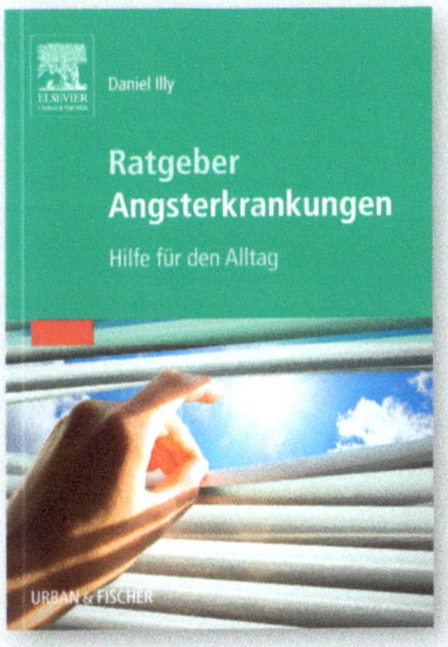

Daniel Illy
Ratgeber Angsterkrankungen
978-3-437-22961-9

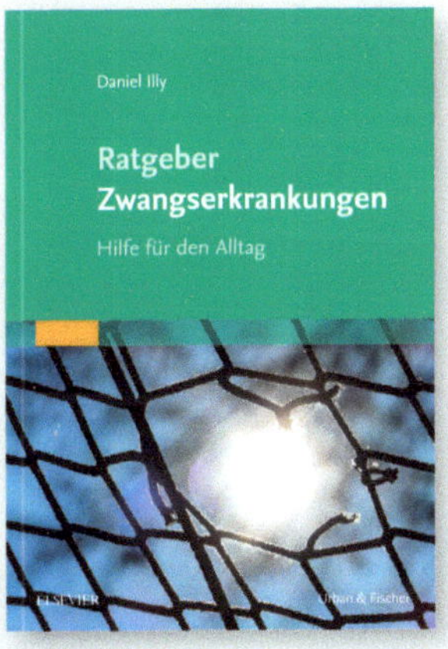

Daniel Illy
Ratgeber Zwangserkrankungen
978-3-437-22971-8

Melden Sie sich für unseren Newsletter an unter www.elsevier.de/newsletter

20201203e Irrtümer vorbehalten. Stand 12/2020

ELSEVIER

Diese und viele weitere Titel sowie die aktuellen Preise finden Sie in Ihrer Buchhandlung vor Ort und unter **shop.elsevier.de**

Strategien gegen Ausgrenzung und Diskriminierung

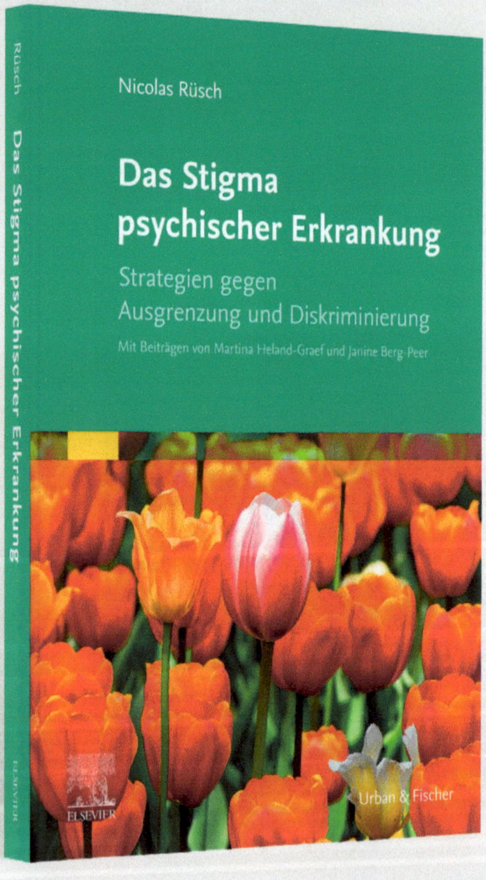

Melden Sie sich für unseren Newsletter an unter www.elsevier.de/newsletter

ELSEVIER

Diese und viele weitere Titel sowie die aktuellen Preise finden Sie in Ihrer Buchhandlung vor Ort und unter **shop.elsevier.de**

Gymnastik für die Hals- und Brustwirbelsäule

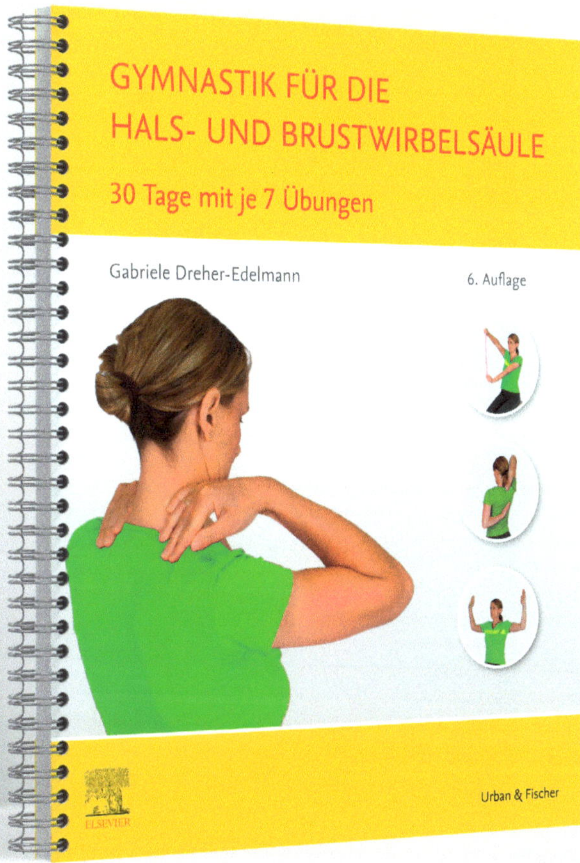

20210114b2 Irrtümer vorbehalten. Stand 1/2021

Melden Sie sich für unseren Newsletter an unter www.elsevier.de/newsletter

ELSEVIER

Diese und viele weitere Titel sowie die aktuellen Preise
finden Sie in Ihrer Buchhandlung vor Ort und unter **shop.elsevier.de**

Optimal versorgt?

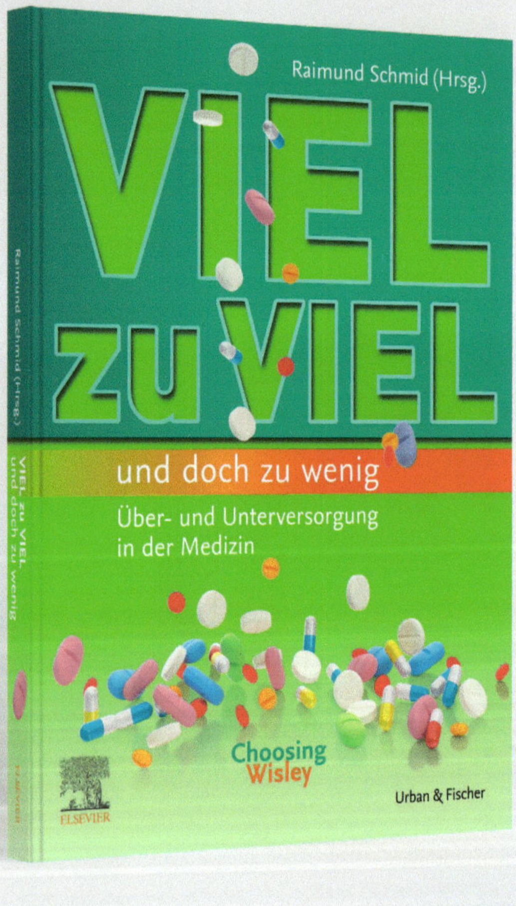

Melden Sie sich für unseren Newsletter an unter www.elsevier.de/newsletter

Diese und viele weitere Titel sowie die aktuellen Preise finden Sie in Ihrer Buchhandlung vor Ort und unter **shop.elsevier.de**

Pandemie und Psyche –
Wege aus der Krise

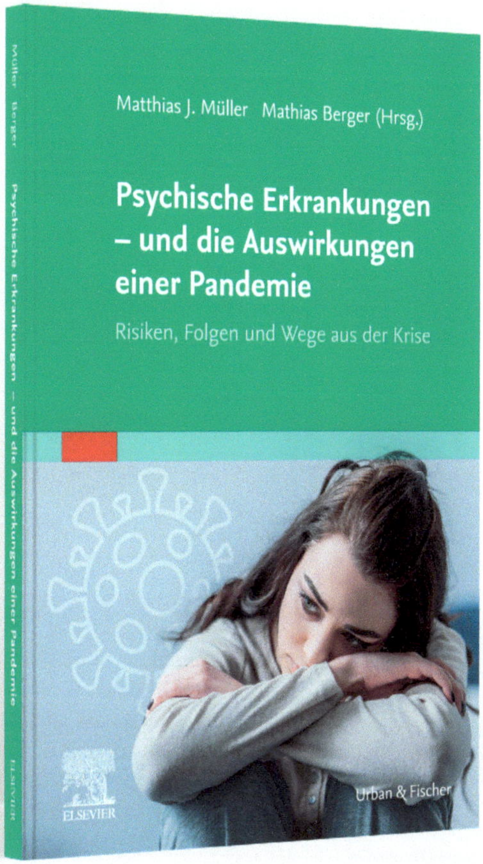

Melden Sie sich für unseren Newsletter an unter www.elsevier.de/newsletter

ELSEVIER

Diese und viele weitere Titel sowie die aktuellen Preise
finden Sie in Ihrer Buchhandlung vor Ort und unter **shop.elsevier.de**

20210114b1 Irrtümer vorbehalten. Stand 1/2021